护理人文修养

主　编　吴学华　汪　晶

副主编　何海艳　王海燕　王娅丽

编　委　（以姓氏笔画为序）

王娅丽（绵阳市第三人民医院）

王海燕（绵阳市中心医院）

杨　萍（四川中医药高等专科学校）

杨京楠（四川中医药高等专科学校）

吴学华（四川中医药高等专科学校）

何海艳（四川中医药高等专科学校）

汪　晶（四川中医药高等专科学校）

张　珍（四川中医药高等专科学校）

陈晓露（乐山职业技术学院）

林　芝（四川中医药高等专科学校）

林　琳（四川中医药高等专科学校）

侯　勇（四川中医药高等专科学校）

黄　琼（四川中医药高等专科学校）

黄华平（绵阳市中心医院）

董　敏（四川中医药高等专科学校）

董玉洁（乐山职业技术学院）

薛小静（绵阳市中心医院）

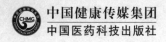

中国健康传媒集团
中国医药科技出版社

内容提要

本教材共四章，重点阐述看见护理人文修养、走进护理人文修养、感受护理人文修养、提升护理人文修养，内容涵盖了文化学、美学、人际关系学、沟通学、伦理学、管理学、信息学等方面，创新性编入护理制度文化、医院继续教育资源相关内容，突出人文知识与护理专业有机结合。

本教材有较强的实践性和应用性，适合高职高专护理类专业学生学习使用。

图书在版编目（CIP）数据

护理人文修养 / 吴学华，汪晶主编. —北京：中国医药科技出版社，2019.4
ISBN 978-7-5214-1130-0

Ⅰ.①护… Ⅱ.①吴… ②汪… Ⅲ.①护士－修养－高等职业教育－教材
Ⅳ.① R192.6

中国版本图书馆 CIP 数据核字（2019）第 073527 号

美术编辑 陈君杞
版式设计 张 璐

出版 **中国健康传媒集团** | 中国医药科技出版社
地址 北京市海淀区文慧园北路甲 22 号
邮编 100082
电话 发行：010-62227427 邮购：010-62236938
网址 www.cmstp.com
规格 787×1092mm $^1/_{16}$
印张 11 $^1/_4$
字数 202 千字
版次 2019 年 4 月第 1 版
印次 2021 年 12 月第 2 次印刷
印刷 三河市百盛印装有限公司
经销 全国各地新华书店
书号 ISBN 978-7-5214-1130-0
定价 28.00 元

获取新书信息、投稿、为图书纠错，请扫码联系我们。

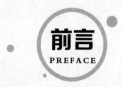

前言
PREFACE

护理学是自然科学和人文社会科学相互渗透的一门关于人的学科，护理专业是直接维系人的生命和健康的专业，护理服务是对人的集科学、艺术、爱心于一体的服务，要求护士必须懂得人、理解人、关怀人，必须具有很强的人文精神。2017年7月，国务院办公厅《关于深化医教协同进一步推进医学教育改革与发展的意见》（国办发〔2017〕63号）指出，要把思想政治教育和医德培养贯穿教育教学全过程，推动人文教育和专业教育有机结合，引导医学生将预防疾病、解除病痛和维护群众健康权益作为自己的职业责任。护理人文追求的是一种对生命、人性的终极关怀和情感寄托。人文教育在当今护理教育中的地位日益重要，培养既有知识，又有文化、有温度的护理事业接班人是护理教育工作的使命。

本教材以高职高专护理类学生为对象，坚持"三基""五性""三特定"的编写原则，学校与医院合作，根据护士岗位工作特点，从丰富的人文科学知识中，精选关联性强的内容进行整合，突出人文知识与护理专业有机结合。全书重点阐述"看见护理人文修养""走进护理人文修养""感受护理人文修养""提升护理人文修养"，内容涵盖文化学、美学、人际关系学、沟通学、伦理学、管理学、信息学等方面，紧密结合临床护理工作实际，创新性编入护理制度文化、医院继续教育资源相关内容，充分体现了本书的实践性和应用性。本书以开阔的视角、清新的笔触，通过"学习目标""情境导入""知识链接""案例分析"等，丰富学习者的人文知识，通过"实践训练""思考与练习"促进学习者人文知识的内化。

本书编者长期从事护理教育、护理临床、护理管理工作。在此，真诚感谢编写团队的密切合作和辛勤投入，由衷感谢参编学校、医院领导的大力支持与鼓励。

我们殷切期盼各位同行、学生和其他读者在使用过程中提出宝贵意见，使本书得到不断完善。

编者

2019 年 3 月

目录
CONTENTS

第一章 看见护理人文修养

1. 掌握人文修养的定义，现代护士所应具备的人文修养。

2. 熟悉人文精神及其分层，人文修养的分层，护理人文修养的塑造与提升。

3. 了解人文、人文科学、人文学科的定义；护理人文精神的流失表现、原因、必然回归所面临的挑战。

情境导入

大学，是一个人文精神的泉源。

所有的科学、技术、经济或商业管理的发明，都必须以"人"为它的根本关照。离开了人文，一个大学，不是大学，只是技术补习班而已。

——《2005 港大毕业生演讲》（龙应台）

"人文"是相对于"科学"而言的。若问"什么是眼泪？"科学的解释就是"盐加水"。但是，从人文视野看，"眼泪"岂止如此简单？！"科学"与"人文"是一枚硬币的两面。没有真正的人文精神，就不会有真正的科学精神和科学进步。同样，没有真正的科学精神和科学理性情怀，也无法真正实现人文关怀和对生命的真正认识！缺乏科学理性基础的人文，是空谈。

——《医学为什么要讲人文》（赵美娟等）

思考

1. 你如何理解这两段话？

2. 读了这两段话你想到了什么？

医学不只是一项古老的社会实践活动，也是最古老的学科之一。《西氏内科学》中指出医学是一门需要博学的人道职业。

护理学是以自然科学和社会科学理论为基础的研究维护、促进、恢复人类健康的护理理论、知识、技能及其发展规律的综合性应用科学，是医学科学中的一门独立学科。自从有了人类，护理工作就开始萌芽并贯穿于人生老病死的全过程。护理学的研究对象和服务对象均是"人"，可以说护理学就是一门关于人的科学。

当人类对健康的理解不再局限于躯体健康，而是扩展到个体身体、心理、社会、道德方面完全安宁的状态时，护理工作不再单纯地作为医生的助手协助治疗疾病，而是作为医生的合作伙伴从整体的人的角度进行独立的思考和工作。护理工作的范围已经扩展到满足人的生理、心理、社会、环境、精神等多方面的健康需求，护士的角色也因此拓展为护理实施者、教育者、咨询者、健康生活方式的倡导者等。

在护理过程中，护士必须先全面整体地观察人、尊重人、认识人、理解人、关爱人，而后才能在此基础上更好地运用整体护理服务于人。因此，护理不仅是一门科学，更是一门艺术，它既是高科技高技术含量的知识密集型行业，又是一项富有人情、最具人性的工作，是科技和人文完美结合的统一体。从事这一行业的护士则是融知识技术和人文修养于一体的高素质的专业工作者。

第一节　人文使人升华

护理服务对象是人，他们有男有女、有老有少、有贫有富、有美有丑、来自各行各业、性格文化各异、病情不一……，但他们往往都有一个共同点，就是出现在护士面前时正是其形象、精神最不堪，情绪最不稳定，对生活失去信心的时候。这些都对护理工作者的人文修养提出了更高的要求。

作为护理工作者，长期面对形形色色的各类服务对象，长期进行高强度、高压力的护理工作，如何让自己过得开心快乐、人生价值得以体现，提升自我的人文修养也势在必行。

一、人文

考古学家认为，其他各种生物主要通过身体进化适应环境而生存，但人类的身体却没有发生特别的进化，人类在漫长的进化历程中不仅适应了地球各种严酷的生存考验，还成为了大地的主宰者。人的生命存在较其他动物更具有独特性，因为人类发明了新的适应方式——文化。人的生命也因此具有双重属性，一是自然生命，与其他生物相同，是生命的物质实体；二是文化生命，属人类特有，是生命的精神结构。文化创造源于人的活动，每一代人都生活在先人创造的文化环境里，通过学习而获取文化，再进一步形成自己的文化生命。人的文化生命赋予了人的自然生命生与死的意义，决定了人的文化世界的创造和发展，规定了人的本质。马克思认为"人的本质并不是单个人所固有的抽象物，在其现实性上，它是一切社会关系的总和"。由此可见，完整意义上的人是这两方面的统一。没有自然生命，生命无从谈起；没有文化生命，人就只是生物的一种，谈不上真正的"人"。完整的"人"是由自然生命和文化生命这一撇一捺两笔写成。

（一）什么是人文

在西方，人文一词源于拉丁文 humanus，由古罗马人创造，原指接受了古希腊文化的罗马人，即"有知识、有文化的人"。西方人文强调以人为中心，重视人生幸福与人生责任，其概念包含有人道（humane）、人文主义（humanism）、人性（humanity）和人文学科（humanities）等。

中国传统文化中渗透着浓厚的人文气息。"人文"一词最早出现在《易经》中贲卦的象辞："刚柔交错，天文也。文明以止，人文也。观乎天文，以察时变；观乎人文，以化成天下"。在此人文与天文相对，天文是指天道自然，人文是指社会人伦。北宋·程颐在《伊川易传》中的注释是："天文，天之理也；人文，人之道也。天文，谓日月星辰之错列，寒暑阴阳之代变，观其运行，以察四时之速改也。人文，人理之伦序，观人文以教化天下，天下成其礼俗，乃圣人用贲之道也"。在此人文是指礼乐教化方面的人类文明。唐·李贤在《后汉书·公孙瓒传论》中的注释是："天运犹天命也，人文犹人事也"。在此人文是指与人有关的事情，是处理人与自然、人与社会、人与人之间关系的各种事情。由此可见，中国传统的人文包含双重意义：一是强调个人内在修养，二是强调礼乐仪式风俗等文化形式。

当代中国有学者更注重人文的内化作用，认为人文是"人"和"文"的组合，"人"是指理想中的"人、人性"；"文"是指达到这种理想人性的方式，即文而化之的培养方案。《辞海》中对人文的定义是："人文指人类社会的各种文化现象"。在此，人文涵盖了除原始的、天然的现象以外人类创造出来的所有文化现象，含语言文化、风俗习惯、饮食习惯、礼仪服饰、宗教信仰等，尤其特指那些优秀的、健康的、先进的、科学的文化现象。

综上所述，人文是一个动态的概念。主要指人的心性、道德、文化、情操、信念、审美、学问、修养等品性。是人类文化中的先进部分和核心部分，即先进的价值观及其规范。其本质上是一种以人为中心，对人的生存意义、价值及自由和发展珍视和关注的思想。其集中体现是：重视人、尊重人、关心人、爱护人。简而言之，人文即重视人的文化。

（二）什么是人文科学与人文学科

人文科学（the human sciences）是指以人的社会存在为研究对象，以揭示人类社会的本质和发展规律为目的的科学。

人文学科（the humanities）是以观察、分析、批判方式探讨人类情感、道德和理智等各门学科的总称，包括哲学、文学、美学、历史学、逻辑学、伦理学、心理学、宗教学、人类学、社会学、政治学、教育学、法律学和经济学等，特别是生命科学的有关知识，甚至涉及哲学和自然科学中与人性有关的学科知识，内容相当广泛，是一个庞大的学术集群。

人文学科不同于人文科学，一般认为人文学科是学校设置的学科之一，属教育学的基本科目类别；人文科学主要探讨人的意识、情感、精神活动，是人文学科这一独立知识领域的总称。人文科学依托于人文学科的教育形态，通过知识传授、环境熏陶，使之内化为个人人格、修养、气质，成为人相对稳定的内在品格。

随着边缘学科和交叉学科的发展，人文学科的学科结构发生了剧烈变化。跨学科、多学科综合现象非常普遍，如医学法学、医学伦理学、护理社会学、护理心理学、护理管理学、护理教育学等。人文学科涉及人的自然属性，但更重要的是赋予人的社会性和精神性。当我们学习解剖、细胞生物学、生理学等课程时，我们强调人体是世界上功能最完美、结构最精密的机器；但是人文学家认为人的精美不只是拥有完美的躯体，更是因为人类拥有各不相同的人生经历以及细致入微的情感体验，从而能够产生自己独特的思想见解。

人文学科尽管不能给学习者带来直接的物质利益，但可作用于人的感情状态，可以丰富学习者的精神世界，在潜移默化中改变人的价值观，激发人的创造潜能，影响着人的情趣和气质，让人的内心变得平静而强大。

二、人文精神

人文精神（humanistic spirit）即以人为本，指一种注重人的发展与完善，强调人的价值和需要，关注人的生活世界存在的基本意义，并且在现实生活中努力实践这种价值的精神。

人文精神是一种普遍的人类自我关怀，表现为对人的尊严、价值、命运的维护、追求和关切，对人类遗留下来的各种精神文化现象的高度珍视，对一种全面发展的理想人格的肯定和塑造。从某种意义上说，人之所以是万物之灵，就在于它有人文，有自己独特的精神文化。

人文精神是人文修养的核心，学习了人文知识并不意味着拥有了人文精神。前者是知，后者是行，只有将人文知识内化，发展为人的生活习惯、生活方式、生活态度，才能真正的体现个人所具备的人文修养，折射出人文精神的光辉。人文精神让人真正的成为有思想、有情感、有尊严、有意志的独立自主的"人"，是对人的生命存在和人的尊严、价值、意义的理解和把握，以及对价值理想执着追求的总和。

人文精神是以人为本，在医疗护理服务中，不论服务对象来自哪个阶层、何种背景，他们都享有追求幸福生活、维护个人尊严、体现自身价值的权利。因此，尊重每一位服务对象、善待每一个生命，是护理人文关怀的首要因素。

三、人文修养

通常人文修养水平高的人，其具备人格的稳定性、个性的独立性、情趣的多彩性、处事的预见性、工作的计划性、思维的辩证性、方法的创新性、写作的理论性等优质特征。

（一）什么是人文修养

人文修养（humanity cultivation）是指一个人在人文思想、人文知识、人文技能和人文精神等方面的综合水平，是一个人称其为人和发展为人才的内在品质。

1. 人文思想 人文，首先是一种观念，一种思想。人文思想特指人文科学领域内含的思想精髓，主要以人对于生命意义和人生方向的看法为核心。现代人文思想的核心是"人"，即人本观念、人本位。

2. 人文知识 人文知识底蕴是人文修养的基础，可分两类：一是通过人们日常生活获得的零碎的、浮浅的、不系统的社会生活习俗的感性人文知识；二是通过人们学习、实践、反思而获得的系统化、理论化的理性人文知识，又称人文学科知识，是一种高水平高层次的人文知识。

3. 人文技能 人文技能是在综合掌握人文知识的基础上，利用人文的方法思考并解决问题，是一种与人共事的能力。人文技能重在定性，强调体验，与特定的文化相联系，不同于强调精确性和普遍适用性的专业技能。护士在工作中主要运用的人文技能有：人际沟通交往技能、思维判断技能、心理支持技能、观察分析技能、教育引导技能、协调整合技能、写作技能等。

4. 人文精神 人文精神是对自我成为生命整体和谐的理想人或获得理想价值观念的永恒追求，是人文修养的核心，详见本节第二点。

（二）人文修养的层次有哪些

人文修养的层次并不与年龄、学历成正比，任何年龄、学历的人都有人文素质培养和修炼的问题。为了更好地把握人文修养不同的表现状态，现将人文修养大致分为三个层次，即基本层、发展层和高端层。每个层次又主要表现为三个方面。

1. 基本层的人文修养 主要表现为珍惜生命，有同情心、羞耻感、责任心、愿助人，有一定的自制力，做事较认真，己所不欲勿施于人；能熟练的运用母语，思维清晰顺畅，有逻辑性和个人见解，言行基本得体；懂部分文、史、哲基本知识等。

2. 发展层的人文修养 主要表现为积极乐观，崇尚仁善，热爱生活，热情助人，有较强的责任感，有明确的奋斗目标及较强的自制力，做事认真；能准确、流畅地运用母语，思维清晰、灵活，逻辑严密，有独到见解，言行得体；具有一定的文、史、哲知识或文艺特长，会品评艺术等。

3. 高端层的人文修养 主要表现为厚德载物，道济天下，关爱所有生命和自然，有高度的使命感，百折不挠，奋斗不息；能生动自如地运用母语和熟练应用一门外语，思维敏捷、深刻，善于创新，言行得体且优雅有魅力；对文、史、哲、艺有较高的造诣等。

人文修养的三方面不一定是绝对均衡发展的，有的方面可能已经达到高端层，有的方面可能还在基本层，以和谐发展为佳。但其中任何一项一定是逐层发展的，必须具备基本层，才能逐层发展，最后达到高端层。

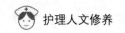

第二节　从流失走向回归的护理人文精神

20 世纪医学技术的进步极大地促进了人类的医疗保健事业的发展。现阶段的医学已经成为了囊括生命奥秘、缓解病痛、防治疾病、增进健康的一个庞大的综合体系。然而，极具讽刺的是，当人类享受现代医学技术提供的多项保健服务时，人们却对医学的非人性化趋势产生疑惑、批评，甚至导致医闹发生。人们呼唤重新审视医学的目的和价值，期盼医学人文关怀传统的复兴。作为医学的一个重要部分，护理人文精神也必然走向回归。

一、护理人文精神的流失

自古以来，医学一直被认为是最具人文传统的一门学科，医生、护士是最富人情味的职业。在医护一体的中国古代，医学被称为"仁术"，大夫被誉为"仁爱之士"，行医治病、施药济人被认为是施仁爱于他人的理想途径之一。在西方，弗洛伦斯·南丁格尔在 1864 年的英国克里米亚战争中毅然抛弃贵族生活，带领精心挑选的护士奔赴战地救护伤员，将战争中伤员的死亡率由 50% 降至 2.2%，创造了护理史上的奇迹，这一奇迹的出现得益于以南丁格尔为首的护理人员所具备的人文精神，即"博爱""牺牲""奉献"和救死扶伤的人道主义精神、人性化的关怀照顾。

20 世纪以前的医学，在疾病诊治方面的能力非常有限，即使是在医院，也只不过是一种规范化的照顾程序。在 20 世纪，医学发生了巨大的变化。现代化的医院里装备了各种诊断仪器和设备以协助医生进行疾病诊断，从 X 射线、心电图、内镜、超声诊断仪到自动生化分析仪、正电子摄影（PET）、磁共振（MRI）；肾透析机、心肺机、起搏器、人工脏器等协助医护工作者进行临床治疗；化学药物、器官移植、生殖技术、介入性治疗等为医护工作者提供有效的治疗手段。人类的平均寿命也随着医学的变革大大延长，但是人们在享受成功医学带来益处的同时，为什么会对医学界产生诸多的不满、提出尖锐的批评？为什么医患、护患矛盾和冲突仍是社会中发生频率最高的事件之一？为什么医学界在社会中的信任度大大降低？这不得不让我们深刻反思。

（一）护理人文精神流失的表现

现代护理人文精神流失主要表现为人性淡漠化，护理日益失去昔日对人的温暖而变得冷漠，主要体现在以下几个方面。

1. 注重躯体症状，忽视精神心理及其他需求。

2. 注重生物学手段，忽视心理、行为等手段。

3. 对有风险的医疗护理难题推诿、拒绝，对责任回避。

4. 不尊重患者的权益，如隐私权、知情权、选择权等。

5. 对贫困患者的歧视。

6. 对绝症患者、高龄老年患者就医权的忽略。

7. 护患对话中，护士"惜语"，不愿作出必要的解释，不愿多与患者沟通。

（二）护理人文精神流失的原因

1. 技术至善主义 现代化的医院装备了各种诊断仪器和设备，试图以技术去消解医学的非技术维度，医学中的人文精神在现代医院失去了往日的光彩。技术至善主义就是治病不治人，单纯把患者当做疾病的载体，是医疗技术施与的对象。认为人是肉体的物质，是 CT 的图像、是基因的组合，疾病被看做是细胞或分子结构和功能的异常，死亡被看做是分子的瓦解、代谢的停止。医护人员过度依赖高新技术，妨碍了医患、护患之间的思想情感交流和沟通，不断更新的诊疗护理技术导致医护工作者花费更多的时间在仪器上，从而忽略在患者床旁聆听他们的陈述和与之交谈，最终导致医患、护患情感淡化，弱化了医学的人文关怀。医护人员更加关注躯体的问题而忽视患者的情感，医护人员相信如果躯体问题解决了，其他问题都迎刃而解。

2. 经济利益化 患者被看做是消费群体，患者来医院被视为消费，是医院赚钱的机会。医院、制药商、中间商、广告商构成利益共同体，诱使患者医疗消费，造就就医市场，追求利益最大化。过度医疗成为世界性难题，强大的市场效应，消磨着医患、护患并肩作战的互信。此外，现代高科技将带来高利润，宣扬技术至善主义背后的潜在动力是追求更大的经济利益。医学高新技术在某种程度上成为某些医护工作者牟利的工具，导致部分医护工作者过分追求经济利益，而对个人职业道德操守无视到底。

3. 医疗目的模糊 医疗在公益和功利之间摇摆，加上部门利益驱使，有意无意助长了纯科技、纯指标论。具体表现为有的医院以医生接诊的人数、开具检查化验单的多少及药价的高低来计算医生的工作量和报酬，以输液、注射、更换敷料等各种技能操作次数多少来计算护士的工作量和报酬。为使效率提高，给予患者个人的时间被压缩到最少，若要这种管理模式下的医护人员给予患者更多的关爱是极其困难的。

4. 角色意识错位 患者到医院看病是在求医护人员，在医护工作者面前低人一等。这种错误观念导致部分医护工作者面对患者时趾高气扬，不能站在患者角度进行思考，缺乏同理心。

5. 人文教育薄弱 新中国成立初期，学校改革和院系调整中，许多综合性大学改为专业大学，同时大大压缩了人文课程，造成我国大学人文教育衰落，期间虽然培育了很多高水平的医生，但其中不乏"手术匠"，或者只把眼睛盯在钱上的生意人，不能不说这是医学的悲哀，最终使医学院校的学生与医学人文的内涵渐行渐远。

二、护理人文精神的必然回归

尽管医学在 20 世纪已经取得了卓越的成就，但是当下人们对医学技术进步的回应却是"做得越好感受越坏"。20世纪70年代以后，人们不再盲目乐观的为医学技术的成功而摇旗呐喊。人们开始关注移植、试管婴儿、遗传工程等高科技带来的稀有卫生资源分配公正问题、负面效应、不良后果等问题，对医疗保健非人格化的倾向不满，对不堪重负的医疗费用及卫生资源分配不公提出批评。有学者批评现代医疗保健体系已经演变为医疗产业复合体，批评在自由市场经济体系中，高技术、高费用、高利益已经成为医疗产业复合体的目标。因此，公众对医疗产业复合体的反感日益增加，更乐于接受更人道的传统医学或自然疗法。

因此，医学界和社会有识之士急切地呼唤医学需要新的转向，需要重新定义医学的目的，需要人文精神的关注。与此同时，随着生命科学研究的深入，人们更加清楚的认识到生物机械论的局限性和人的整体有机联系。医学界涌出回归人、回归社会、回归人文的思潮，强调医学的目的是以人为本，医学不仅只是治疗疾病，更需要对服务对象的关怀和照料。

随着医学的发展，人们日益深刻的认识到医学各学科间以及医学技术与人文社会科学的整体联系，更加明确医学技术发展与人文关怀密不可分。

（一）护理人文精神：急切的呼唤

在21世纪的今天，整个中国社会正处于一个飞速发展和快速转型的时期。一方面，社会的进步，医学模式的转换以及个人保健意识的增强，人们对医疗护理服务质量有了越来越高的期望值；另一方面，在日趋激烈的医疗市场竞争中，服务作为一种竞争手段所获得的重视程度也不断提高。关怀照顾是护理专业的核心和精髓，护理行业要想继续发展，必须改变护理观念，探索新的护理方法，去适应新的社会。

美国学者Leininger博士就认为没有关怀就没有护理，护理的本质就是关怀。而人文精神简单地说就是要把人放在第一位，以人为本。作为人文精神在护理工作中的体现，也就是护理人文关怀。它要求我们护理工作者在临床工作中，不管服务对象来自哪个社会阶层，有何种背景，都应该尊重每一个患者，善待每一个生命；要关注患者，关心患者，重视患者的个性，满足患者合理的需求，尊重患者的隐私。归根到底，就是一句话："一切以患者为中心"。

事实上，在当今时代，共建和谐社会理念，人性化服务的倡导早已经深入人心。人文关怀已成为人们使用频率最高的词汇之一，成为社会各行各业的管理理念和服务思想，存在于社会的各个角落。这当中，自然也包括医疗服务行业。相对而言，医疗是最富有人性色彩的服务。患者来医院就医，正处于生命中脆弱的时刻。此刻，患者最渴求的就是人性的温暖，抓住人心最好的方法就是实施人文护理。

1. 敬畏生命是医学人文学精神的核心 生命是人生最宝贵的东西，是有尊严的，没有任何东西能够替代它。如果一个人能对动物怀有怜悯敬畏之心，那么对人就更会有善待之意了。就医学而言，由于面对的是病痛与死亡，如果医护工作者忽视患者的价值，不探求生命的意义和医学的目的，其后果不堪设想。在所有学科中，医学应该是最体现"敬畏生命"伦理思想的学科，因为医学本身就承载着关爱生命、救人命于危难之时的崇高使命。我们对患者生命的救护也应该同下面这个孩子一样锲而不舍。

相关链接

　　海边沙滩上，每一次涨潮都有很多鱼被冲上岸边，无数翻白肚皮的鱼在跳动。一个小男孩沿着沙滩把这些被冲上岸的鱼一条一条的捡起来扔回海里。有人对他说："孩子，别白费力气了，你看，这么多，捡不完的！"小男孩头也不回，弯腰捡起一条鱼，扔回海里，"至少我可以救这一条"。又弯腰捡起一条鱼，扔回海里，"至少我可以救这一条"……

　　2. 大仁大爱是医护人员人文精神的最高境界　从古至今，人们一直把"爱"当作人类精神的主旋律。人需要爱，家庭、社会需要爱，整个世界都需要爱。古希腊医学家希波克拉底曾经说过："你对待人的最好方式是你对他们的爱，对他们的事情感兴趣"。大仁大爱也是中国传统文化的核心。中国儒家文化核心之一"仁爱"，即仁者爱人，也就是爱他人。其中墨子理解得更深刻，他的思想体系核心是"兼爱"，此外还强调爱人不是为了个人名誉，而是为了利人，爱人并非把自己排除在外，自己也在所爱之中。

相关链接

　　墨子"兼爱"思想以人格平等为前提，提倡人与人之间，不论官民、贫富，都应互相帮助、理解、宽容、平等。

　　对生命仁爱的道德情怀，能引发人们对生命、生物、自然的一种心灵关怀及一种行为庇护，这是毫无疑问的。医学是建立在爱心、责任心基础上的道德事业，爱心是医学的起点，是医德的深邃内涵。博爱是人道主义核心内容，医学之博爱又具有其鲜明的职业特征，即源于对生命的敬畏、尊重和热爱而产生的对患者的关心、同情和爱护。由此可见，医护人员只有达到大爱的境界，才能真正意义的实现医学"以人为本"。

　　冰心老人的一席话："爱在左，同情在右，走在生命的两旁，随时撒种，随时开花，将这一径长途点缀得香花弥漫，使穿枝拂叶的行人，踏着荆棘不觉着痛苦，有泪可落却不悲凉"道出了医学的真谛，赋予了医学无穷的人文意味。总之，医护人员的大仁大爱，就是对生命的珍视、对人性的尊重、对名利的淡泊、对病误的宽容、对医术的追求。

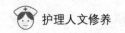

（二）护理人文精神回归面临的挑战

要扭转长期以来生物医学模式所形成的思维定势并非易事，即使到现在，许多医护工作者并未充分认识到生物医学模式的局限性，不理解医学的本质和价值。在技术社会中，人们强调科学的定量资料，回避多元化和模糊性，对生命的价值和疾病的意义等哲学问题感到窘迫。

1. 如何重建科学医学与人文医学的平衡　我国传统医学是人文主导型医学，拥有丰韵的人文精神资源。传统医学十分重视医疗实践的伦理价值，强调医疗活动以患者为中心，而非疾病为中心，把患者看做一个整体而不应该是损伤的机器，在诊疗的过程中尊重、关怀患者的思想，主张建立医患之间的合作关系，将"医乃仁术"作为医学的基本原则。这些宝贵的医学人文精神遗产在现代社会闪耀出诱人的光芒。可是非常遗憾，在西方医学技术的强烈影响下，我国医学界也表现出类似的重技术轻人文的现象，甚至在传统医学实施中也出现了忽视人文关怀的倾向。

现代护士面临的挑战是在科技知识和人文素养之间保持平衡。解决这一问题的最重要一步是强调成为一个护士不仅需要自然科学知识，而且也需要人文社会科学知识。

2. 缺乏检验护理人文教育的标准　近年来，国家开始重视人文教育，但对于人文教育的内核及人文精神的渗透还较表浅，使得护理学生"硬科学"和"软科学"水平处于不平衡的"跛脚"状态。为什么医学中人文问题的重要性提得多而变化少呢？可能是因为缺乏适当的检验人文教育的标准。"软学科"性质非常难以测量，尤其是培养一个既有科学头脑又满怀人文精神的护士需要经历漫长的实践，并非像专业技能学习那样立竿见影，更何况人文精神并非只是简单的从书本中学到的知识，而主要是从生活经验和护理工作过程中感悟和体验到的。

三、加强护理人文修养

加入世界贸易组织后，中国护理要挑战更加激励的竞争，若要与世界护理同步，关键在于提升护士的综合素质。护理技术的正确应用，护理程序中各项工作的有效实施，患者身心需求的合理满足，都需要护士的综合人文修养加以保证。

近年来，国内一些研究结果表明，我国护理人员人文关怀能力普遍低于国外护理人员，护士对人文知识的了解、掌握并应用的比例较低，其结果是对服务对象缺乏内心世界的关怀，使护理工作偏离了关怀照顾的职业内涵。因此，加强护理人文素质教育，提升护士的人文修养已成为提高整体护理内涵和质量的关键，护士的人文修养成为护理教育的着眼点。

《全国护理事业发展规划（2016-2020年）》（见附录一）和几个与优质护理相关的文件均指出，人文关怀是优质护理服务的重要指征，对护理服务对象实施人文关怀是护士必须履行的基本职责，可见提高护士的人文修养刻不容缓。

（一）现代护士应具备的人文修养

人文修养不只是一种知识特征，更是一种性格特征，一种精神状态。它决定着社会作用，护士要适应护理事业发展的需要，具备的人文修养至少应包括以下几个方面。

1. **护士语言文字修养** 语言文字可以进行信息传递和人际交往。在护理工作中，护士需运用真挚的安慰语给予患者心灵抚慰；运用巧妙的告知性语言告诉患者其病情进展、治疗护理措施、配合方法和注意事项等；运用合理的解释用语解答患者的问题从而取得其理解配合；运用恰当的鼓励性语言激发患者与疾病抗争的勇气与信心。此外，护士还需书写各种护理文书，如护理记录单、护理交接班记录等；书写临床工作经验和科学研究结果论文；书写用于健康教育所收集、整理的相关资料；书写护理实习生临床带教教案等。这一切都要求护士必须具备一定的语言文字功底，护士语言文字修养是护理事业发展的基本条件之一。

2. **护士人际关系修养** 人是社会的人，良好的社会学修养和人际关系修养有助于提高人的健康水平和群体凝聚力，有助于提高工作效率和完成工作目标。护士既要处理好一般的人际关系，更要处理好专业人际关系，即领导与被领导关系，护士与患者、护士与患者家属的施助与被助关系，护士与护士、护士与医生或其他医务工作者之间的平等合作关系。护士工作过程中既要与服务对象交往，又要参与团队合作，社会学知识不仅可以帮助其明晰自身的社会角色，更有助于提升其分析服务对象所处的社会环境和扮演的社会角色的能力，护士可据此应用人际关系知识，对服务对象提供及时有效的帮助。

3. **护士伦理道德修养** 良好的人际关系必须以双方认同和遵循的伦理观念和道德行为准则为基础。在护理工作中，护士常常面对生命伦理、服务对象的健康价值、护理的道德价值与经济价值之间的冲突等问题。提高护士伦理道德修养，可以帮助其树立正确的人生观、价值观，增强道德责任感，从而理性的面对护理过程中的冲突，有助于护士懂得爱，有信仰，勇于奉献。

4. **护士文化传统修养** 现代世界是一个开放世界，护士所面对的服务群体更趋于多元化，不同的人有着不同的服务需求。护士只有通过提高自身文化传统修养来了解来自社会不同阶层、不同职业、不同地域、不同民族服务对象的社会关系、经济条件、政治文化背景对其人生观、价值观的影响，才能更好的为他们服务。

5. **护士文学艺术修养** 文学艺术修养是通过审美活动逐步培养的。对护士而言，文学艺术修养能让她们找到一双善于发现美的眼睛，从而学会欣赏美和创造美；能促进她们的身心健康；能提高她们观察、认识、理解人的能力，从而更好的提供关怀和照顾；能让她们更准确的认知艺术医学、艺术护理、医学艺术、护理艺术的关系，并学会运用艺术手段实施护理。

6. **护士礼仪行为修养** 护士的礼仪不仅反映从事护理工作人员的外在精神状态，

更深层次体现了其内在思想素质、敬业精神、自身修养和道德品质。良好的护士礼仪能使护理人员在护理实践中充满自信、自尊和责任感；优美的仪表、亲切的语言、端正的态度、优雅的举止能使患者心理上得以平衡和稳定，使护患关系融洽，有效消除了患者因环境陌生而紧张焦虑的心理。同时，良好的护士礼仪也无声地营造着完美的医疗环境，饱满的精神面貌、热忱的态度、优质的护理服务也直接显示出医院的管理水平。

7. 护士信息学习素养　21 世纪护理事业发展突飞猛进，信息素养和学习素养成为护士必备修养，成为衡量护理队伍整体素质的重要指标之一。护士想要适应知识经济、专业发展的要求和人们对健康服务的需求，就必须具备与时俱进，拥有不断更新知识、提高技能、获取信息的能力。

8. 护士科学思维修养　科学思维修养是人文修养中的最高层次。主要表现在观察各种现象时善于发现事物间的内在联系，透过现象看本质，找规律；思考问题时善于综合分析和推理概括；解决问题时善于联想和思维发散。对护士提出护理问题、进行护理干预和实现护理创新特别重要。

以上八方面的人文修养虽层次上有所区别，但它们之间相互制约、相互联系，并在一定水平上合为一体。

（二）护士人文修养的塑造与提升

南丁格尔曾经说过："护士，是没有翅膀的天使"。怎么让每位护士都不辜负白衣天使这圣洁、美丽的称号，德技双馨，成为真正的天使呢？

1. 加强人文教育　人的行为习惯首先源于其丰富的知识底蕴，然后经过反复思考、慢慢感受和体会其中的内涵而形成。随着认知水平提高、心理发展逐渐成熟和社会经验日益丰富，人们将体悟这些知识，并将其转化成科学精神和人文精神，最终能自觉运用这些精神指导自己的工作和生活。这个过程需要环境和氛围，人文教育也应该遵循这个规律。

（1）人文知识教育是提高护生人文修养的首要途径。人文知识可以通过修人文课程、听人文讲座、读人文书籍来积累。学校开设的护理人文修养、思想品德、法律基础、伦理学、护理礼仪、人际沟通等课程就是基于此目的。通过系统学习，护生可以掌握有关人文学科的基本理论，从而奠定一定的人文功底。

（2）除人文课程外，所有专业基础和专业课程教学的课堂和实训室都是进行人文教育的场所，所有课程内容都渗透着人文教育。例如，当课堂上进行护理案例分析时，就需要护生学会综合分析和推理概括，学会合作学习和互帮互助，学会语言沟通和信息交流，这些都有助于护生理性思维、人际关系和语言文字修养的提高；当实训课上进行护理操作练习时，护生不仅要学会操作技术，同时还要学会尊重、关爱患者，养成严谨作风，这些都有助于护生伦理道德修养的提高。

（3）积极参加选修课程和课外实践活动。通过文学作品、艺术作品鉴赏、校园活动等，可以深入触动人的情感，使护生从美的享受中获得教育，提高文学艺术修养。通过阅读报纸杂志、观看影视作品、参观博物馆、外出旅游、社会实践等，可以了解不同地域、不同民族的政治文化背景，提高护生的传统文化修养。

2. 投身护理实践 护理人文精神、护士人文修养都是直接反映在护理实践中的。在护理工作中，护士可观察到职业道德、理性思维、人际关系等抽象概念的具体表现，可体察到人的社会性和文化与健康、护理的关系，可感悟到美与丑的真谛，可找到自我完善努力的方向，可检验自我提高的效果。因此，护理实践是提高护士人文修养的必由之路。

人文修养的提高是一个潜移默化、终身教化的过程，护生必须充分认识到自己是人文教育的主体，主动融入人文教育的过程中去，在积累人文知识的同时，学习人文研究的方法，培育自己的人文精神，才能真正成为适应护理事业发展的新型护理人才。

课后思考

1. 认识人文学科的感化性，对你今后人文学科的学习有什么启迪？

2. 如何提高自身人文修养？

第二章　走进护理人文修养

Guide 学习目标

　　1. 掌握医疗质量、医疗质量管理、护理质量的概念；护理职业道德、护理伦理学、生命伦理学的概念；护理实践中的道德要求，突发公共卫生事件应急护理伦理规范，现代生殖技术的伦理原则和伦理责任。

　　2. 理解医疗质量管理的目标，护理质量的内涵、管理，护理质量的评价及意义；熟悉护理伦理学的研究对象、内容及学习的意义；能够说出医疗质量的构成要素、三级结构及医疗质量管理的原则。

　　3. 了解护理职业道德的基本内容，护理伦理学的理论基础，脑死亡的伦理意义；了解护士社会学修养；了解医院文化、护理文化的特点及内容。

第一节　护士文化修养

案例导入

　　法国人 Marine 在中国某医院生下了一个健康的宝宝，她在产后的第二天早晨就坚持洗了淋浴，产后第四天就推着她的宝宝去了超市购物。她对于中国人生产后一周内甚至更长时间不洗澡的行为感到不可理解，不明白中国人为什么这么不怕脏。

思考

1. 请分析文化对于就医行为的影响。

2. 请分析在护理不同文化背景产妇时的注意事项。

　　自从有了人类就有了护理，人是护理的服务对象，那么什么是人呢？人是由动物进化而来的高级动物。人和其他动物的区别又在哪里呢？那就是人从一生下来就生活在一定的文化环境之中，受到文化的影响和熏陶。《世俗智慧的艺术》中提到，人生来本是一个蛮物，惟有文化才使他高出于禽兽。高尔基曾经说过：人是文化的创造者，也是文化的宗旨，可以说人就是文化的存在。而人的文化存在多元性，每个人的文化背景各不相同，了解不同的文化有助于护理人员更好的有针对性的服务病人，以及提升护理人员的人文修养。

一、文化概述

文化这个词在我们生活中经常会被提到，但到底什么是文化却很少有人能清晰的解释出来，关于文化的定义也有很多，能够查到的就有近两百多种。

文化是一个非常广泛且最具有人文意味的概念，中国的文化源远流长，已经经历了几千年的沧桑岁月。《周易》的《贲卦·象传》有云："观乎人文，以化成天下"。所谓"文化"就是"人文化成"一语的简写。春秋战国时期是我国古代历史上思想和文化最为灿烂的时期，各种思想学术流派相互竞争，是为"百家争鸣"。直至汉武帝时代，"罢黜百家，独尊儒术"，于是以孔孟为代表的儒家思想成为正统，统治中国文化长达两千余年，统治者为了维护其统治，使用儒家的道德标准、礼乐来教化人民。至今儒家文化在中国仍有很深的影响。

在《现代汉语词典（第5版）》中对于文化（culture）一词的释义是：人类在社会历史发展过程中所创造的物质财富和精神财富的总和（广义），特指精神财富，如文学、艺术、教育、科学等（狭义）。

而在西方，文化一词源于拉丁文的Cultura，他们对于文化的理解更多是集中在精神财富方面，着重在对人精神和身体的培养，包含了发展、教育、培养、耕耘、种植的意思，希望培养人们参与公共生活时所必需的能力以及品质。西方目前对于文化最有影响也是最经典的定义是1871年英国人类学家泰勒在《原始文化》一书中系统定义的阐述："文化是一个复杂的整体，就广义的民族意义而言，是指包含了知识、经验、信仰、价值观、道德、法律、习俗和人类作为社会成员而接收到的能力以及习惯"。泰勒认为，文化是人类后天习得并为人类共享的。当然西方还有关于文化的其他定义，这里就不再赘述。

二、医院文化

20世纪60年代至80年代的时候，企业的文化理论形成，而世界范围内对企业文化的探讨为医院文化的形成奠基。而在我国，20世纪90年代以后，我国开始强调物质文明和精神文明要一起抓，各行各业对企业文化的认识日渐建立并深入。由此，医院文化也逐步形成。一家医院要正常有序的运行，除了一些"硬性规定或约束"（如一定的正式组织、非正式组织或规章制度等的约束）之外，也需要一些"软性约束"来协调关系和促进发展，而被称为"管理之魂"的医院文化就拥有这种软性的约束力。

（一）医院文化的定义

医院文化具有鲜明的行业特征，那么究竟什么是医院文化？这也是在研究过程中所遇到的难题。一般而言，医院文化（hospital culture）可有广义和狭义之分，广义的医院文化是指在长期的医学实践过程中，由医院的主、客体所创造的特定的精神财富和物质财富的总和，也是在医院内广泛存在的一种行业文化。而狭义的医院文化是指在长期的医学实践过程中，医院所逐步形成的以人为中心的文化理论、道德规范、经营哲学、理想、信念、行为准则等的总和，是能够增强医院的创造力、凝聚力及持久力各种精神因素、智能因素、道德因素、信念因素的总和。

（二）医院文化的特点

1. **人文性**　相较于其他的企业文化（如公司文化、校园文化等）而言，医院文化更加注重人文性，这是因为医院的服务对象是人，医院的所有活动都是以患者为中心，医务人员每天面对的都是人类的生命和健康，所以，医院文化应当体现出对生命的尊重与爱惜，引导医务人员敬畏、珍惜生命，激发医务人员对生命的责任心和使命感。同时医院文化也应当注重医务人员的价值，肯定医务人员的劳动，尊重医务人员高层次的心理需求。由此可见，人文性应当是医院文化最显著的特点之一。

2. **时代性**　任何文化都会打上当时时代的烙印，医院文化也是如此，反映了当时的时代精神，并受到当时经济、政治、社会、环境等各方面的影响。同时，医院文化也是医院管理学发展的最新成果。

3. **社会性**　医院是社会的一个组成部分，医院的方方面面都受到了社会环境的影响，医院文化与社会文化一脉相承，与社会文化保持和谐。医务人员在医院文化的熏陶下，具有高度的责任心，为患者提供医疗服务并借此与社会公众保持良好的关系，实现救死扶伤的社会责任。

4. **继承性**　中国医院文化不仅继承了中国传统文化，同时也将灿烂的世界文化的精华收为己用，具有鲜明的特点。例如，中医文化乃是我国独特的医学文化精华，而白求恩精神也是众多医务人员所学习追求的精神楷模。

5. **创新性**　有继承才有创新，创新是医院发展的动力。在当今时代下，医院文化受到社会文化的影响而极富有创造力，这种医院文化更加引导和推动着医务人员发挥他们的创新潜能，而这种创新不是局限在医疗服务及技术方面的创新，而是包括了整个医疗体制、制度、观念及意识的创新。

6. **传播性**　医院文化不是封闭的，它借助医院的环境、医务人员的素质、精神面貌、职业道德、服务水准等向社会展示。同时，医院文化又反过来促进医疗事业、社会文化、精神文明建设等的发展。

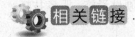

医院文化标语示例

关爱生命，真诚奉献；

弘扬白求恩精神，打造医院新形象；

您给我信任，我还您健康。

（三）医院文化的内容

学术界对医院文化的内容到底包括哪些存在着不同的意见，我们对这些意见进行归纳总结，就以下几个要素，对医院文化的内容进行探讨。

1. **医院环境** 医院环境有广义和狭义之分。广义的医院环境是指医院的内部环境和外部环境，是指医院在生存和发展过程中依赖的社会、文化和自然等各方面条件的总和。医院的外部环境则是指国家针对医院发展的方针、政策、经济条件、法律法规、道德风尚、市场要求等。医院的内部环境则是指医院的管理体制、人文环境、运行机制、物资环境、技术资金、专科人才等。而狭义的医院环境则是指医院的设施建设、环境美化等硬件方面，都属于医院环境建设的重要组成。

2. **管理制度** 医院制度一般包含了医院的管理制度和规范规章，是国家和医院为了医院能够正常运行而制定的各种法律法规、条例、制度、程序等的总和。

3. **医院价值** 医院价值观是指医院在经营的过程中所形成的对经营目标及其自身行为的根本评价和看法，是以医院为主体的一种价值观念。可以说医院价值观是医院文化的核心，是医院对多年管理经营经验的总结和提炼。

4. **医院精神** 所谓医院精神是指医院全体员工在长期的工作实践中逐渐形成的被全体员工一致认同并遵循的群体观念。医院精神是凝聚员工向心力，激发员工团结向上的精神力量，主要表现为共同的行为方式、价值取向、精神风貌、心理趋向等。医院精神常被归纳总结为"院训"等朗朗上口的形式，让全体员工作为基本的行为和思维原则执行。

5. **医院哲学** 医院哲学是指医院员工对于世界和事物的共同看法，是医院在长期的经营实践过程中，所形成的世界观及方法论，它主导并制约着医院文化各方面的发展，指导着在医疗活动中处理各种信息和关系的方式方法，属于医院文化的深层次结构。

6. **医院道德** 医院道德是指医院在医疗实践的过程中应当自觉遵守的各种行为和规范的总和，它对医疗活动起着引导、规范以及制约的作用，属于医院社会责任观念的一部分。

7. **形象风范** 医院的形象风范是指患者及社会公众对医院的总体印象和评价。医院的形象风范是医院文化的外在表现，而这种形象风范往往是通过医院自身的服务、

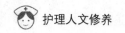

信誉、质量、行为等在公众中的口碑而建立的，当然也受到医院的硬件设施、服务技巧、人员形象、诊疗技术、管理方式等方面的影响。

三、护理文化

护理文化是医院文化的重要组成部分，是社会文化在医院护理领域中的集中体现。

（一）护理文化的定义

对于护理文化的定义，学术界有不同的认识，有的学者指出，护理文化（nursing culture）就是一种以患者为中心的人本精神，是对整体护理的实践和应用。有学者指出，护理文化是医院精神文明和物质文明的组成部分，也是一种特定的行业文化。而目前，较为公认的护理文化的定义是：护理文化是在特定的护理环境下，护理组织逐步形成的共同的价值观、行为方式、理想信念、职业形象等，同时也包括了逐渐形成的与之相对应的制度。

（二）护理文化的特点

1. **时代性** 护理文化作为社会文化的一个分支，会受到当时社会状况（例如：社会发展水平、人类的健康观念、医学及护理学的发展状况等）的影响，某一时期的护理文化体现了这一时期的护理人员的文化观念、职业价值观、服务理念、职业素质等，并在护理实践的过程中不断的发展。

2. **普遍性** 护理文化具有普遍性。这是因为虽然各国各地区的文化都具有差异，但是对于护理行业的要求却有其普遍性，如需要护理人员学会尊重生命，有爱心、责任心、同情心、细心等。

3. **差异性** 护理的对象都是不同的个体，他们可能来自不同的国家、民族，有不同的信仰和文化。而即使他们来自同样的国家或民族，但每个人的家庭背景、社会地位、受教育程度、生活习惯、个性特点等都可能会有所差异。因此，在面对不同的服务对象时，护理文化会表现出差异性。

4. **创新性** 一种文化只有不断创新才能保持它的活力，随着时代的发展，护理文化也是在不断的创新以符合人们对健康的需要。

（三）护理文化的内容

护理文化的外延比较广泛，本书将从以下几个方面来进行探讨。

1. **护理宗旨** 护理宗旨是护理组织在长期的护理实践中认定的应遵循的根本原则以及共同的目标、信念和追求。护理宗旨概括起来就是"减轻和消除痛苦，维护和促进健康"，它影响着护理人员的行为和思想，是护理人员强大的精神动力，促进着护理专业的发展。

2. **护理制度** 护理制度是指护理人员在护理实践中应当遵循的各种法规，正式、非正式的程序和标准，还包括了各项管理制度，是护理人员共同遵守的行为规范。护理制度不仅是护理宗旨的体现，同时也体现了护理管理的科学化和民主化的发展。

3. **护理理念**　是护理组织成员在长期的护理工作中逐渐形成的内化为思想并外化为行动的一种具有共同价值观、共同信仰的价值体系。而护理理念和护理宗旨之间既相互联系，又相互区别。这是因为两者都是在护理工作中应当遵守的一种信仰体系或观念体系。但护理宗旨是由护理组织认可的，它既可以是全员的共同意志，也可以只是领导者的意志而不内化为全体护理人员的共同意志。而护理理念则一定是属于全员的、内化了的价值体系。可以这样说，护理理念是对护理宗旨的一种反映。

4. **护理道德**　是全体护理人员都应当遵守的职业道德，护理职业道德好坏直接影响着医院在公众中的形象。因为护理工作直接面对着人的生命，所以护理职业道德的标准很高，护理人员要严格遵守护理职业道德，全心全意为患者服务。

5. **护理作风**　是指护理人员在完成护理工作时所体现的个性及特征，是护士在护理工作中反复出现的、具有普遍性的、相对稳定的行为方式，这种行为方式体现了护理人员的共同价值观。患者能够通过护理人员的言行感受到护理人员的独特作风。

6. **护理印象**　护理印象是护理人员在社会公众心里留下的迹象。是社会公众对护理工作的评价和看法，护理行业要发展，就必须承担相应的社会义务，给社会公众留下良好的印象。而良好的护理印象来源于护理组织在向外部发展时的专业和负责任的作风以及护理人员良好的个人形象等，这也是护理宗旨的反映。

四、跨文化护理

从 20 世纪 60 年代开始，世界性的多元文化研究在护理学方面取得了很大进展，形成了多元文化护理学。跨文化护理是一个较大的研究和实践领域，主要关注和比较文化照护的相同和不同之处，跨文化护理的目标是为人们的健康和幸福提供具体的文化照护和普遍的护理照护实践，或帮助人们在其文化背景方式下面对不适、疾病或死亡。

1. **理论发展背景**　莱宁格（Madeleine Leininger）是美国著名的跨文化护理理论学家。从 20 世纪 50 年代中期开始了自己的跨文化护理研究。当时她在"儿童指导之家"工作，与那里的儿童及其双亲接触，观察并了解到儿童中反复出现的行为差异由不同的文化背景造成。上述经历及其后的系统性研究，使她成为获得人类学博士学位的第一位专业护士及理论学家。

经过莱宁格的努力，美国人类学学会于 1968 年批准成立了护理人类学分会。1974年美国成立了国家跨文化护理协会。此后，美国护士协会相继召开了多次跨文化护理与护理关怀专题研讨会，为人类护理关怀的发展及研究做出了重要贡献。

2. **理论的基本内容**　跨文化护理理论又称为文化照护的差异性和一致性理论，该理论认为不同文化背景下的人们是用不同的方式来感知认识和实施照护的，即文化照护的差异性，但世界上各种文化的账户又有一些共同之处及文化照护的共同性，跨文化护理的实质是对于护理和健康疾病照护方面的信念价值观,即与实践有关的文化所进行的比较性研究和分析,其目的是按照人们的文化价值取向和有关健康疾病的认识,为他们提供与其文化一致的护理照护服务。

莱宁格发展了"日出模式"(图 2-1)来表达、解释和支撑及跨文化护理理论及其各部分之间的关系,以帮助护理人员研究和理解不同文化背景下理论的组成部分是如何影响个体、家庭、群体和社会机构的健康及对他们所提供的照护。

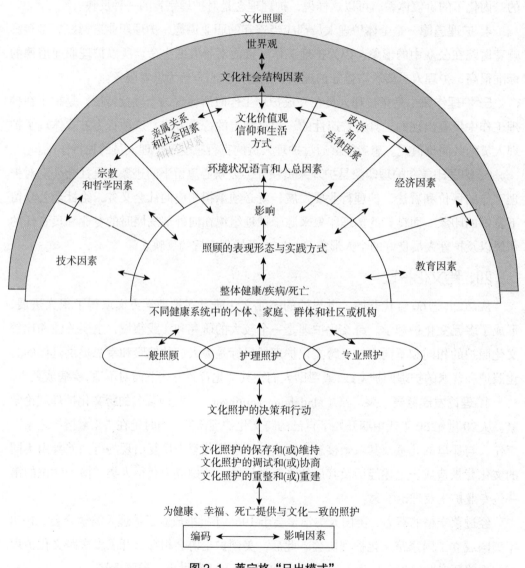

图 2-1 莱宁格"日出模式"

"日出模式"分为 4 个层次:世界观和文化社会结构层、服务对象层、健康系统层和护理照护行动和决策层。在这 4 个层次中,第一层表达最抽象,第四层表达最具体,前三层为实施与文化一致的护理照护提供了知识基础。

第一层是指世界观和社会结构层，用于指导护理人员评估服务对象所处的社会环境、文化背景、宗教信仰及其世界观。护理评估的具体内容包括：语言、环境背景、宗教、亲属关系、文化价值观、政治和法律、经济和教育等。

第二层是文化关怀层与健康层，显示不同文化背景和环境下的文化关怀形态与表达方式，不同文化对健康赋予不同的含义，只有提供与文化相适应的护理关怀才能促进真正意义上的健康。在护理评估中的指标有：病人的既往史、现病史、家族史、传染病史、过敏史、各项生命体征评估和身体评估、心理评估、疼痛评估、营养评估、压疮评估、坠跌评估等。

第三层是健康系统层，包括一般关怀和专业关怀系统。护理关怀要以服务对象的健康为目的，为其提供个体文化的护理关怀。护理评估指标包括：陪护人员、病人自理能力评估、护理级别评估、是否特殊人群（如吸毒、酗酒、临终、受虐、受歧视、有情感或精神疾患等）、出院评估（包括出院后去处、出院后照顾者）等。

第四层是护理关怀决策和行为层，通过维持、调适、重建文化护理关怀，最大限度满足服务对象的需要，提供与文化一致的、有利于健康的、积极面对疾病或死亡的护理关怀。在护理计划和实施过程中对于符合社会与文化要求的护理关怀，应当维持其实际运行状态；对于与文化社会略有不符或有部分冲突，而非主要冲突的护理关怀，应当持肯定态度，适当给予改进和调适，使其适应现有社会发展的需要；对于已经完全与现有健康冲突的文化成分，要坚决予以重建，建立健康的、有效的文化关怀。这样才能最大限度地满足患者的需要，最大程度地为病患提供优质服务。

第二节　护士社会学修养

案例导入

管床护士小曾发现 37 床病人周女士总是不遵守医嘱，近几天都没好好卧床休息，小曾对周女士的行为非常不理解，认为她是故意不合作，对她这种行为产生了责怪心理，然后去找护士长倾诉。护士长告诉小曾，37 床的周女士是一位穆斯林，她没有卧床休息并非她不遵医嘱，而是因为穆斯林每日的多次祷告礼仪促使了她的行为。

思考

1. 如果你是护士小曾，从不同的文化背景角度考虑，责怪心理会不会减轻？

2. 责怪心理减轻是否有利于护患关系的改善呢？

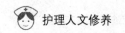

为了适应社会的进步和医学模式的转变，履行护理工作为人民群众健康服务的宗旨，护理人员不仅要熟练掌握专业课知识，还应该掌握相关的人文社会科学的知识和理论。所以本节主要学习护士的社会学修养。

一、社会学概述

社会学是现代社会的产物，从 1838 年法国社会学家孔德首次提出"社会学"这一概念以来，作为一门学科它经历了初创、形成、发展三个时期，至今有 170 余年的历史。作为一门综合性的社会科学，社会学通过研究人与社会之间的关系和互动，探讨社会良性运行的条件和规律，它会随着社会变化逐渐发展、壮大和成熟起来。

（一）社会学的含义和特征

关于社会学的含义，学界众说纷纭，国内外学者都提出了自己的看法，观点尚未统一，但这并不影响我们对社会学的学习，因为这是社会学从不成熟走向成熟过程中的必然现象。社会学的创始人孔德先生认为：社会学是对社会现象所固有的全部基本规律的实证研究。我国学者费孝通老师在其《社会学概论》中指出：社会学是从变动着的社会系统整体出发，通过人们的社会关系和社会行为来研究社会的结构、功能、发生、发展规律的一门综合性的社会科学。关振华老师在其《社会学基础》一书中提到：社会学是把社会关系作为一个整体，综合研究社会关系各个组成部分及其相互关系，探讨社会关系发生、发展及其规律的一门社会科学。社会学的学科特点有整体性、综合性、现实性、实证性。

1. **整体性**　整体性是社会学的一个基本特点。社会学的整体性并不是指社会学研究能涵盖现实社会的一切方面，也并不是说社会学研究属于宏观方面的研究，不作具体分析。而是指社会学在研究社会的过程中，从始至终把社会当成是一个有机整体，秉承社会各组成部分之间有像生物有机体那样的联系，从整体的有机性出发来研究社会的结构、功能、运行与变革。所以社会学的研究不会着眼于一个人的行为，也不会着眼于个别现象，而是会研究一群人的行为和从社会整体角度进行研究。

2. **综合性**　社会学的整体性决定了社会学的综合性。所谓综合性实际上包括了研究视角的综合性和研究方法的综合性两层含义。社会学研究必须开放视野纵观全局，对任何社会现象或者社会问题的研究都不能孤立看待，要注意把握现象间、问题间的相互联系，这是研究视角的综合性。社会学在研究社会时不仅有一整套学科特色的研究方法，而且还非常注意吸收其他学科的合适方法，做到了定量与定性分析、静态与动态分析、微观与宏观分析、结构与过程分析的结合，这是研究方法的综合性。

3. **现实性**　每个社会有其独特的文化传统和国情，社会的结构以及运行规律也会有差异，社会学的研究要在特定的地域取得良好的效果，必须着眼于本国社会的具体对象。社会学的现实性也决定了其研究领域的变化性和开放性。比如，从改革开放至今，中国的社会变革以空前的速度、规模、难度向前推进，社会学在这个阶段研究的问题就在于帮助政府寻求解决社会变革中所出现问题的方法。随着社会的发展和进步，当前中国进入了改革开放的深化阶段，要解决前期改革开放中的遗留问题，社会学的研究着眼点又会随着改革的深化，进入到其他的方面。

4. 应用性　社会学的现实性表明了社会学有务实的取向和追求，决定了其应用性。一方面，社会学从运行的社会中发现问题，然后分析研究问题，得出解决问题的方法与结论后应用到具体的社会实践中，这是"源于社会，用于社会"的研究过程体现。另一方面，社会学以某些具体的社会工作作为自身研究内容的重要组成部分，比如社会保障，社会福利，社区服务等等。

（二）社会学的基本概念

随着文化的传播与渗透，社会学进入我国已经有100多年的历史，在与我国国情相结合的过程中，社会学在逐步"本土化"，其研究内容也在中国当前社会状况下不断明确，大致可分为三个有机组成部分——社会结构研究、社会过程研究、社会调控研究，本教材对社会学研究中涉及的一些主要概念作简要介绍。

1. 社会结构　社会是一个庞大的、纷繁复杂、瞬息万变的系统，社会结构是帮助人们认识这一复杂系统的方法之一，通常意义上所指的结构是事物内部各组成部分之间有机联系起来后形成的相对稳定的内在秩序。在社会学中，社会结构用于描述社会的组成部分之间的相互关系以及其构成方式，其内容指构成社会结构各要素以及这些要素遵循何种规则结合起来，并维持相对稳定的关系。以下就社会结构在现实生活中的主要内容进行简要介绍。

（1）社会经济结构：指在一定历史发展阶段上生产资料的所有制形式，人们在生产中的地位以及相互关系，产品的分配方式，即生产关系的总和。生产资料的所有制形式决定经济结构的性质，经济结构对整个社会结构具有决定性的影响和制约作用。

（2）社会上层建筑：包括思想上层建筑和政治上层建筑两部分，具体而言是指一定经济结构之上的意识形态，以及与之相适应的政治法律制度，组织和设施的总和。社会上层建筑有其相对独立性，在很大程度上受到社会经济结构决定和制约，但社会上层建筑对社会经济结构也能够产生一定的反作用，直接或间接地影响经济结构。

（3）社会阶级结构：是指在经济社会中各阶级之间相互对立又相互联系的存在方式，具体而言是指每一个阶级在这个社会中的构成情况、地位以及阶级间的相互关系状况等。

（4）社会文化结构：实际上是一种架构关系，这种架构关系是各社会主体积累下来的文化元素在社会运行中所形成的。不同的地域，不同的民族，人们会创造不同的文化，各文化之间相互作用，相互影响，必然形成颇具特色的文化结构。按照文化的地位可以分为主流文化和亚文化。主流文化是指在社会中占主导地位，为社会上大多数人所接受的文化；亚文化是为社会上某一部分成员所接受或某一社会群体所特有的文化特征，在一个文化系统当中它处于次要的位置。

（5）社会民族结构：在多数社会当中都有多种民族成分，各个民族的人数规模差异性大，社会民族结构是指社会当中的民族成分，各民族的分布状况以及各民族的发展程度。

（6）社会人口结构：也称为人口构成，是指在一定地区、一定时点人口总体内部各种不同性质的规定性的数量比例关系，具体而言，也就是某一时间段的人口在性别结构、年龄结构、职业结构、文化强度结构等方面，在一定地域内的反映。

（7）社会家庭结构：家庭是社会生活的基本单位，是典型的初级社会群体，也是社会的重要组成部分。每个社会有多种不同类型的家庭，这些家庭本身的状况以及其内部相对固定的关系，就是家庭结构的内容。根据婚姻、血缘、人口等要素对家庭进行分类，一般呈现四大类——核心家庭、主干家庭、联合家庭和其他家庭。

（8）社会组织结构：即构成社会组织各要素的排列组合方式。任何组织都只能在相对稳定的组织模式下有效地开展活动，其内部必须上下关系分明，左右关系明确才能保证相对稳定性。所以，合理的组织结构对社会组织功能的发挥和健全、效率的提升、目标的实现都有非常重要的意义。

2. 社会化 人是社会的组成部分，从刚出生时的"生物人"成长为一个能适应社会环境，承担相应角色、参与社会生活的"社会人"，就必须经历社会化。个人的社会化不仅关系自身的生存和发展，也关系着整个社会的有效运行。只有每个成员通过共同行动来支持和维护我们的社会，整个社会才能生存下去。对于社会化的概念，很多学科包括心理学、人类学、教育学、社会学、传播学都对其有不同的解释。综合研究这些定义，基本上都是基于文化、人格发展、社会结构这三个视角来解释的。从文化的角度，社会化是文化传递和延续的过程，其本质就是文化内化；从人格发展的角度，社会化是人格形成和发展的过程，在社会化过程中形成的有个性的人就是社会人；从社会结构的角度，社会化就是将人变得更有社会性，其本质就是社会角色的承担。

社会学家们普遍认为，社会化是一个人将社会价值标准内化，学习所要演绎角色的相应技能，然后适应社会生活的过程，不是简单地从"生物人"转变为"社会人"的过程。所以社会化会贯穿于一个人的一生，儿童期、青年期、中年期、老年期都会有不同社会化的问题。

综上所述，社会化就是个体在与社会的互动过程中，从生物人变为社会人，并逐渐适应社会生活的过程。在这一过程中，积累和延续了社会文化，维持和发展了社会结构，形成和完善了人的个性。

对个人而言，社会化是个人参与社会生活、适应社会生活、在社会环境中独立生存的必要条件。每个人在出生之初没有任何的社会知识和生活技能，仅凭生物属性和自然属性是无法在社会中生存的。只有通过社会化的途径慢慢接受社会的文化、掌握相应的生活技能，才能真正成为社会人。对社会而言，社会化是人类文明不断传递和发展的重要途径，人的生命是有限的，只有通过一代又一代的传递，社会文化才能继承和发展。

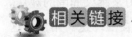相关链接

兽孩的故事

由野兽养大的孩子，人们称其为兽孩。到 20 世纪末，世界上发现的兽孩已经达 50 多个，有狼孩、猴孩、猪孩、熊孩等，其中最典型的是 1920 年在印度发现的两个狼孩——卡玛拉和阿玛拉，这两个在狼群中长大的女孩汗毛长且密，喜欢吃生肉，她们昼伏夜出，用四肢行走，经常龇牙咧嘴、嚎叫袭人，阿玛拉仅仅活了一年，卡玛拉四年后学会了独自站立，第五年能用点头或摇头表示"是"与"否"，能弄懂二三十个单词的含义，开始端着盘子用手抓食。随后又学会了用杯子喝水，1929 年，年约 17 岁的卡玛拉死于尿毒症，她当时的智力和行为水平与正常发育的四岁幼儿基本相当，在所有发现的兽孩中至今没有一个能够改变野兽习惯恢复正常人类生活的，因为他们错过了社会化的关键时期。

3. 社会角色　为社会培养合格的成员是社会化的出发点，也是落脚点。所谓合格的社会成员是指能在社会中胜任多种社会角色。"角色"一词源于电影、戏剧，原意是指在舞台上表演的人。将"角色"一词引入社会学，是指人们在社会大舞台上扮演人生的各种角色。

社会角色是指与人们身份、社会地位相一致的一整套权利和义务的规范与行为模式。社会成员对处在一定社会地位的人有特定的行为期待，社会群体和社会组织的构成基础就是社会角色。

根据不同的分类方法，可将社会角色划分为不同的类型。根据社会角色获得方式的不同可以将角色分为先赋角色和自致角色。所谓先赋角色是指与生俱来或者在成长道路上自然获得的；所谓自致角色是指通过自身的活动所获得的角色。

根据社会角色规范化程度的不同可将社会角色划分为规定性角色和开放性角色。对角色的权利义务有明确规定的称为规定性角色，如警察、法官、教师等角色，对自身应该做什么、不应该做什么都有很明确的界限；对社会角色的权利义务没有明确严格规定的称为开放性角色，如丈夫、妻子、儿子、婆媳等角色，人们演绎这些角色时没有明确的规定，全凭演绎者自身对该角色权利义务的理解。

根据社会角色追求的目标不同，可以将社会角色分为功利性角色和表现性角色。

功利性角色是指那些以追求实际利益和效益为目标的社会角色；表现性角色是指不以获得报酬和经济效益为目的，而是为了表现社会制度、社会秩序、价值观念、思想道德、社会规范等为目的的社会角色。

根据角色演绎者在演绎角色时的心理状态不同，可以将社会角色分为自觉的角色和不自觉的角色。所谓自觉的角色是指演绎者清楚明白的意识到自己正在承担这种角色，并且对这一角色的权利义务有清楚的认识，并通过自身的努力来感染周围的观众。角色演绎者由于自身习惯去支配行动时，内心没有意识到自己正在演绎这一角色，这就是不自觉的角色。

4. 社会互动 每个人在社会中承担一定的角色，然而每个角色并不是孤立存在的，而是相互联系的，个人以此联系为纽带走向群体或者更大的组织，从而错落有致的社会结构得以构建。社会互动把社会角色联系起来，是社会得以延续与发展的条件。在日常生活中，我们与人打交道，要么对他人采取行动，要么是对他人的行为做出反应，这种社会交往的过程就是社会互动。其含义是社会上的个人与个人、个人与群体、群体与群体之间通过信息的传播而发生的具有相互依赖性的社会交往活动。

在社会学中并没有一个统一的互动理论，两种具有代表性的就是拟剧论和社会交换论。拟剧论的代表人物是美国社会学家 E·戈夫曼，他认为世界就是一个大舞台，生活就是演戏，表演者最关心的是留给观众什么样的印象。社会交换论的代表人物是美国社会学家 G·霍曼斯和 P·布劳，他们认为人们的社会互动是一种交换关系，人们之所以做出某种特定的行为，要么是为了获得报酬，要么是为了逃避惩罚，完全是基于交换的需要。两位学者认为交换关系不仅存在于市场关系之中，也存在于社会关系中，包括友情、爱情、亲情等社会关系。

有的社会互动有着共同的目的和意义，有的社会互动具有相反的目的和利益，但是无论相同或相反的社会互动都是按照一定的目的和利益进行的。以此为标准，可以将社会互动分为顺从型互动、合作型互动和冲突型互动三大类。

5. 社会分层 分层一词来源于地质学，在社会学中分层表示不同人群间结构性的不平等，分层的依据是具有社会意义的属性，比如：身高、年龄、收入，等等。根据这些属性将人们分为高低有序的不同等级和层次的过程和现象就是社会分层。

在社会学中，把收入和生活模式相近的一群人称为一个阶层。之所以有阶层之说根本原因在于社会分工。人们由于社会分工的不同在社会中的地位也不相同，不同的地位占有的生产资料和生活资料的数量和质量就会有所不同，从而使人们的社会身份和地位呈现较大的差别。在不同文明程度的社会，虽然人们的层次和等级有所差异，但都表明着社会存在着一种分层现象。

中国的社会分层状况不是一成不变的，改革开放前的中国社会分层结构在改革的浪潮中受到影响，当今社会转型和体制转轨对中国的社会分层产生了深远的影响，逐渐形成了当前的社会阶层。依据人们对组织资源、经济资源和文化资源的占有情况不同，学者们将我国社会分为了十个阶层，具体为：国家与社会管理者阶层、经理人员阶层、私营企业主阶层、专业技术人员阶层、办事人员阶层、个体工商户阶层、商业服务业员工阶层、产业工人阶层、农业劳动者阶层、城乡无业、失业、半失业者阶层。

6. 社会流动　相比较于从社会静态共时性角度研究社会地位结构的社会分层而言，社会流动是从动态的历时性角度研究社会地位结构。它是社会结构调整过程实现的主要途径。在社会学中，社会流动是指人们在社会关系空间中从一个地位向另一个地位的移动，广义包括个人、家庭以及其他社会群体的流动，狭义单指个人社会地位的变化。在社会学的研究中，不能独立的将社会流动看作是个人行为，因为个人的社会地位变化不仅对个人具有意义，对整个社会结构也会产生一定的影响。

社会流动的方式具有多样性，根据社会流动的方向、参照点、原因的不同可以将社会流动分为三种不同的类型。首先，以社会流动的方向来看，一个人从下层（上层）社会地位或职业向上层（下层）社会地位和职业的流动就称为垂直流动，也叫纵向流动或上下流动；一个人在同一社会职业阶层内的流动就是横向流动。

根据衡量流动的不同参照点把社会流动分为代内流动和代际流动。一个人一生中在地位和职业方面的所有流动称为代内流动；代际流动又称为异代流动，顾名思义是指两代人之间的职业、地位和财富等的流动。代际流动通常是以职业地位为标准，参照点是上一代人。

根据社会流动的原因和形式的不同可分为结构性流动和非结构性流动，在科技和生产力的影响下导致原有社会结构发生的重大变化，造成人们社会地位的升降变动称为结构性流动；由于个人原因造成社会地位的变化称为非结构性流动，又称作自由流动。

7. 社会问题　现实社会不会像人们预期的那样运行着，而是会出现这样那样的问题，这是每个社会普遍存在的社会现象。社会问题研究在社会学学科中非常重要，在社会问题研究中探究其产生的原因和变化规律，进而提出解决问题的对策和建议是社会问题研究的意义所在。

在学习和研究社会问题时一定要正确把握社会问题并非"个人麻烦"，而是客观存在的"公共问题"，即给多数人的生活带来不利影响，甚至在某种程度上已经威胁到了正常的社会运行，必须依靠社会力量进行干预和解决。

尽管社会问题错综复杂，但还是有一系列基本特征可以学习和把握。主要可以概括为七个方面。第一是社会问题的客观性，即客观存在不以人的意志为转移；第二是社会问题的普遍性，即任何社会任何时候都会有各式各样的社会问题，社会问题无时不有，无处不在；第三是社会问题的特殊性，即不同社会或同一社会的不同发展阶段，社会问题的表现不尽相同；第四是社会问题的复杂性，即其产生原因、表现形式、产生后果等方面的复杂性；第五是社会问题的反复性，即由于社会问题是一个动态变化的过程，在一定时期内会反反复复出现的特性；第六是社会问题的潜伏性，即某些社会冲突经过调解后，在一定程度上得到缓解，暂时潜伏下来，一般不为人们所注意，但在特定因素的影响下，社会问题会从潜伏期转变为活跃期，危害社会运行；第七是社会问题的破坏性，即社会问题会威胁、损害社会的运行和人们的生活，破坏性也是社会问题最基本的特征。

8. **社会控制**　一定的社会秩序是维持人们正常生活和社会正常运行的基本保证，为此，社会控制体系应运而生。自改革开放以来，我国日益明显的社会分化和更加复杂的社会矛盾都在告诉我们，加强社会控制对维护社会稳定和发展的重要意义。社会控制一词最早由美国社会学家罗斯提出，1901年在其论文集《社会控制》出版以后，社会控制一词在美国得到广泛使用。经过一百多年的发展，今天的社会控制概念并不只是片面的控制人们的行为，而是含有协调和积极引导人们行动的重要内涵。

对于社会控制含义而言有广义和狭义之分，广义的社会控制通常指人们在社会力量为依托的情况下，以一定的方式对社会生活的各方面进行约束，确立和维护社会秩序，使其符合社会稳定和发展的需要。狭义的社会控制专门指社会对越轨行为的禁止、限制和制裁。

社会规范作为约束人们行为的依据和标准，是社会控制的基本手段。社会的复杂性决定了不同社会有不同的价值观和规范，社会学中探讨的社会规范主要是指在本社会中占主导地位的价值观和规范，可依次分为习俗、道德、纪律、法律、政权，具有最强社会控制力的是处于最高层次的社会控制手段，比如我国的政权和法律。社会规范预先决定了社会行为的产生和定向，使人们的社会行为符合社会稳定与发展的要求，以此来达到社会控制的目的。

9. **社会工作与社会保障**　社会发展的不平衡导致了各类社会问题，进而引发社会关于如何和谐发展与担当其基本责任的思考，社会工作和社会保障在这样的背景下应运而生。目的在于给予那些在参与社会生活、保障生活水平、提高生活质量方面遇到某种障碍的社会成员基本的帮助与保障。具体而言，社会工作是指社会（政府和群众团体）以利他主义为指导，以物质、精神和服务等方式对那些因外部、自身和结构性原因，不能依靠自己的力量进入正常社会生活的个人与群体提供帮助，使他们恢复社会生活能力，改善社会互动关系，提高社会生活质量，从而促进社会的良性运行和协调。

社会保障制度是社会发展与进步的产物，也是现代国家文明的重要标志之一，综合国内外的学者的意见，结合我国具体国情，我国的社会保障是国家在国民收入的分配和再分配基础上，通过立法保证全体社会成员基本生活权利的社会安全制度。其具体内容包括了社会保险、社会救助、社会福利、社会优抚、社会互助、个人储蓄积累保障六大方面。

二、群体沟通

（一）社会群体概述

社会群体是人类社会生活的基本形式，群体生活是人社会性的直接表现。个人从生物人变成社会人的社会化只有通过群体的联系才能实现，大多数的社会互动都离不开社会群体，社会群体在社会生活中的地位和功能是不容替代的。

在社会学中，社会群体是指通过人与人的互动而形成的由某种关系结合在一起的社会共同体，其含义有广义和狭义之分。社会学所指的社会群体是对人的生活、工作有直接影响的狭义上的社会群体——由持续的直接交往联系起来的具有共同利益的人群。

社会群体是一群人的结合体，在理解社会群体时需要注意两方面的内容，第一，并非任意结合在一起的一群人都是社会群体，例如偶然相遇的人们就不能称作为社会群体；第二，要正确区别于特指同一类人"群体"，例如：大学生群体、教师群体、老年人群体、农民工群体等，这些所谓的"群体"是社会对具有共同特征或者具有相同身份的众多生活成员的称谓，他们没有持续互动的社会关系，实际上指同一类人，在社会分析中常用这一类名称反映某一类社会成员的状况。社会群体具有不同于其他群体的特征。

1. 社会群体成员间有明确而稳定的社会关系　在明确稳定的关系下，群体成员清楚知道自己在群体中的角色地位。

2. 社会群体成员间有持续的社会互动　群体成员间的交往是长久的，交往方式可以是面对面的、亲密的。也可以是间接的、疏远的。

3. 社会群体具有相同而明确的目标　相同而明确的目标是群体成员采取一致行动的缘由，也是共同努力的方向。

4. 社会群体具有共同的群体意识和规范　群体成员在长期的互动过程中形成的在信仰、观念、价值观和态度方面所表现出的共性就是群体意识，具体表现就是对群体的认同感、归属感、荣誉感。在互动的过程中，为了把人们的行为都统一到一条主线上，不仅要有群体意识，还要有共同遵守的行为规范。

（二）解决群体冲突的策略

冲突是人类社会生活中普遍存在的一种相互反对的互动方式，是人们对同一目标争夺而展开的行动及其过程，或由于价值不同而产生的摩擦。被争夺的目标在现代社会通常是一些稀缺资源，如权力、地位、财富等。产生冲突的双方或者多方社会单元互相排斥，在心理上和行为上产生矛盾，解决矛盾冲突有三种不同的策略。

1. 赢－输策略　这种策略是其中一方控制和支配另一方，用自己的目标取代对方

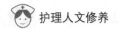

的目标而成为赢家，其特点是双方不以妥协为目标。在现实处事中，这种策略使用频率非常高，它暂时性解决了冲突，但它并非是解决冲突的最佳策略。

2. 输－输策略 这一策略的结果是"两败俱伤"，双方最终都没达到自己想要的结果。这一策略看似短期行为，但是却为后期事态的恶性发展埋下了伏笔，在双方关系受到伤害的情况下可能会导致更大的冲突。

3. 赢－赢策略 这一策略的结果是双方都完全或者部分达到了自己的目标，双方都是赢家。最后解决冲突的方式比单独任何一方的解决办法都更有高度、更能让双方接受。赢－赢策略注重的是一种长期性的关系，它通过同时完全或者部分满足双方的目标来维护双方关系，是解决矛盾和冲突最为理想的策略。

三、团队合作

（一）工作团队的含义

个人在分工越来越细的社会里，都需要配合团队的其他成员完成所有的工作，所以在企业文化的建立中，越来越重视团队精神。如果能在团队分工中把每个成员都放在合适的位置，团队就能发挥更大的才能，这是因为合适的位置有助于成员更大限度发挥自己的才能，有机的配合才是真正意义上的有机整体。所以，团队的实质是一种被赋予一定特征的工作群体，群体成员间存在知识技能的互补，彼此承诺完成一项共同的目标，群体的大目标被分解为成员能实现的小目标。

工作团队并非一群人的简单组合，哪怕是一群高智商高才能的人简单堆积到一起也未必能成为一个高绩效的工作团队。我们都是知道"木桶装水"的原理，一个团队最终能达到何种水平，不是看队伍里能力最强的人所能达到的水平，相反能力最弱的人在很多时候是决定团队水平的短板。从这一角度而言，团队成员能力的平均值其实与团队最终水平缺乏必然的联系，真正能够决定团队高绩效的是成员间的有机配合。

（二）高绩效工作团队的特征

团队虽然是群体运作行之有效的方式，但是并非形式本身自动保持高效工作，一个高效的团队需要具备多方面的特征，具体如下：

1. 适当的规模 高绩效工作团队的成员间要顺利开展工作，必须能有效避免交往互动时的障碍，在讨论一些问题时能达成一致，团队成员间必须要有信任感和忠诚感，这样才便于形成团队的凝聚力，研究表明，成员多于12人就很难达到上述要求，所以，高绩效工作团队规模一般会控制在12人以内。

2. 成员能力的互补性 可以将互补能力分为三大类，第一类是有技术专长的成员，第二类是具有决策和解决问题能力的成员，第三类是善于聆听、反馈、协调人际关系解决冲突的成员。

3. 成员角色的高匹配性 员工的工作性质与其性格特质越匹配，其绩效水平就越容易提高。所以，以员工的性格特质与个人偏好为基础给员工分配匹配的角色不仅是高效团队组织者管理能力的体现，也是高绩效团队的重要特征。

4. 强烈的群体意识　高绩效工作团队的成员表现出对团队高度的忠诚与信任，他们有清晰的目标、共同的愿景、一致的承诺，愿意为团队的成功调动和发挥自己最大的潜能。

5. 恰当的领导　高绩效团队的领导担任的是教练和后盾的角色，他们为团队成员提供指导和支持，向团队成员阐释变革的可能性，鼓舞成员信心，并帮助他们充分了解自己的潜力。

6. 良好的沟通　良好的沟通有助于群体成员达成共识，消除误解，迅速准确地把握其他成员的想法和情感，为群体目标尽最大努力。

7. 科学的绩效评估和奖励体系　绩效评估是对团队成员所付出努力的总体衡量，科学量化才能建立公平公正氛围，才有利于激励机制的建立。科学的奖励体系又是督促团队成员继续努力的力量源泉。

（三）建设高效工作团队的基本原则

1. 领导推动和全员参与相结合的原则　建设高绩效团队的愿望不仅是团队的目标，也是领导者良好意图的重要反映。建立高绩效团队的愿景犹如一座桥梁，连接领导者和团队其他成员，所以，领导者的意图不能脱离群体成员对未来的美好憧憬，否则意图就是镜花水月、空中楼阁，毫无坚固根基可言。一个好的领导者不仅能为组织的发展提供创新思路，还能调动团队成员的积极性、充分发挥团队成员的协同能力，使团队变得更有凝聚力和战斗力，这样才能更好的为组织的目标共同努力。

2. 相对稳定与适度竞争相结合的原则　安居乐业是中国人几千年来的传统思想，在职业观的影响上人们都渴望稳定的职业，但是"温水煮青蛙"的故事告诉我们，在一个安逸的环境中，人容易被周围的环境所迷惑，最终导致消沉、放纵和堕落，也就是说过分的安全感和稳定性会渐渐磨灭员工的工作积极性和创造性，适当的压力能激发一定的动力，所以，有必要在团队内部引入竞争机制。护理管理者要在竞争机制上下工夫，尽可能给每一位护理人员施展才华的空间和机会，让他们在竞争中提升自我，激发他人。

3. 满足需要与引导需要相结合的原则　"各尽所能，按劳分配"是马克思主义的社会主义公式，人们总是期望能在达到预期成绩后获得适当酬劳，并且体现多劳多得，这不仅是对前期努力的肯定，也是对后期付出的指引。人们能在这样的分配原则下达成良好的工作绩效就能赢得美好生活的共识。因此，在护理人员身上进行有效的利益激励才能更大限度的激发其工作积极性，才能使医院的护理质量不断提高。

但是，使用奖励的激励作用必须合理把握度的原则，不能因为奖励能给员工提供有机肥料就毫无节制的使用，过犹不及，再好的有机肥料使用太多也会产生副作用。所以，如果毫无节制地满足员工的需要会带来激励工作的被动局面。健康的激励机制不仅包含奖励，还包括教育和同化等措施来引导员工的合理需要，要引导员工建立正确的世界观、人生观、价值观。

4. 制度化与人性化相结合的原则　在团队的管理中，科学的制度和先进的技术确实是必不可少的，它能简化管理的冗繁程序，提升团队工作的效率。但是高绩效团队不能单凭科学制度和先进技术，还必须有人性化的管理。在现代医院护理管理中，以人为本的人性化护理管理制度才能激发员工更大的潜能，调动其工作积极性。

第三节　护理质量文化

案例导入

　　某卫生院值班医生，收治了一名大叶性肺炎的病人，遂给予输液治疗。夜里，第一瓶液体滴完，病人家属找值班护士换下一瓶液体。护士在昏暗的房间中信手拿起一个"葡萄糖"式的液体。以为是那瓶已事先加入抗生素准备继续给病人用的液体，换好输液瓶，继续给病人滴注，大约滴了十分钟后，病人突然大声惊叫，继之抽搐，迅速死亡，再仔细检查输入药物，发现是将装在葡萄糖瓶中的酒精误输给病人了。如果值班护士稍加查对，这起严重的事故就不会发生。

　　提问：1. 造成该事故的主要原因是什么？
　　　　　2. 我们如何预防这类事故的发生？

　　护理质量是以患者为中心进行护理，方法包括团队合作、循证护理和信息技术，目标是提升护理品质、促进患者安全。护理质量不仅仅包括临床护理质量，护理管理质量，在校的学生也应有护理质量意识和提高护理质量的能力，形成护理质量文化。

　　护理质量保障应从制度建设、遵循原则、制定指标和保障机制等方面明确实施路径。在护理质量保障中，应准确把握护理质量管理的四大特征：常态监测质量过程，用数据说话呈现护理质量，及时反馈与持续改进护理质量，多元主体对质量状况的评价，从而对护理价值进行判断。

一、医疗质量

　　医疗质量是医院生存和发展的根本，是医院形象的源泉，是提升医院整体实力，确保医院长远发展的重要保障，是保障医疗安全，防范医疗纠纷的需要，是病人选择医院的重要因素，是医院打造品牌的需要，也是医保中心、新农合、商业保险机构选择定点医疗机构的重要考量因素 。而护理质量是医疗质量不可或缺的内容，他直接关系到病人的生命和健康，关系到医院在社会上的形象，所以，优化护理质量，不断提高护理质量，使病人满意，是护理管理的中心任务，是医疗管理的主要目标。

（一）定义

1. 质量（mass）是指工作或产品的优劣程度。质量管理专家朱兰（J. M. Juran）从用户的角度出发认为：质量是产品的"适用性"。而另一位质量管理专家克劳斯比（Philip Crosby）则从生产者的角度出发把质量定义为：产品符合规定要求的程度。世界著名质量管理专家戴明（Deming）则认为：质量是一种以最经济的手段，制造出市场上最有用的产品。国际标准化组织（IOS）在 1994 年颁布的《质量管理和质量保证—术语》中定义质量为：反应实体满足明确和隐含需要的能力的特性总和。这里的实体可以是活动或过程、人、组织、产品、体系或是他们的任何组合。狭义的质量指的是产品的质量。广义的质量是指产品"过程或服务的满足规定"要求的优劣程度，即质量不仅包括产品质量，还包括过程质量和服务质量。

2. 医疗质量（medical quality）从狭义的角度即诊疗质量，是指医疗服务的及时性、安全性和有效性，是通过医务人员和临床技术科室遵循医疗管理规章制度，执行操作规程和技术规范，实施自我评价和控制所达到的医疗技术和医疗效果。内容包括有诊断是否正确、及时、有效；治疗是否有效、及时、彻底；治疗时间的长短；有无因医疗失误、医院内感染或管理不当给病人造成不必要的心理和生理上的痛苦、损伤和差错事故。从广义的角度，医疗质量不仅涵盖了诊疗的内容，还强调了病人的满意度、病人生存质量的测量、社会对医院服务的满意度、医疗工作效率的高低、医疗技术和医疗资源使用的合理性及其经济效益、医疗的连续性和系统性，又称医院、医疗、服务质量。现代医疗质量涉及工作效率、对病人个人需求的反应、费用的控制、对病人价值观的尊重等多方面的因素，是医疗服务人员素质、医疗技术水平、管理方法及其经济效益的综合体现。

美国医疗机构评审国际联合委员会（JCI）医院评审标准（2008 年）对医疗质量的定义是：指面向个人或人群并与当前专业知识相一致的医疗服务增加理想健康结果的可能性。

《医疗质量管理办法》（原中华人民共和国国家卫生和计划生育委员会令第 10 号）中医疗质量（medical quality）是指在现有医疗技术水平及能力、条件下，医疗机构及其医务人员在临床诊断及治疗过程中，按照职业道德及诊疗规范要求，给予患者医疗照顾的程度。

（二）医疗质量的构成要素

医疗质量的构成要素主要包括以下四个方面。

1. 服务过程的有效与舒适性（技术质量）。

2. 资源的利用效率（经济效益）。

3. 危险管理（发现和避免与医疗服务相关的损害、伤害和疾病）。

4. 病人的满意程度。

（三）医疗质量的三级结构

医疗质量的形成过程由三个层次构成，即成为"三级质量结果"，包括结构质量、环节质量和终末质量。

1. 基础质量 是由满足医疗工作需求的各要素构成，是保证医疗质量正常运行的物质基础和必备条件。由人员、技术、物资、规章制度和时间五个基本要素组成。我们在日常工作中提到的加强基础质量管理就是针对这五个要素进行管理。

（1）人：人是医疗质量要素中的首要因素，人的素质对医疗质量起着决定性的作用。人应该掌握本专业的行业规范；具有岗位专业技术，并规范应用于临床；履行岗位职责；发扬团队协作精神；用心进行医患沟通；具有救死扶伤的职业道德；能服务于工作岗位；对医疗安全有充分的认识，在安全的情况下开展工作，不出现低级的医疗事故。

（2）技术：技术是医疗质量的根本。研究表明，85% 的疾病只需要普通的医疗技术就可以治疗而不再需要一些高难度、大型的技术来完成，我们需要做的是把规范、有序的医疗行为融入到日常工作，保证医疗质量。

（3）物资：是医疗质量的基础。医院的物资、器材和药品的供应、设备的完好和先进程度是医疗质量的保证基础，管理好物资是提高基础医疗质量的重点。

（4）规章制度：医疗质量管理必须以规章制度为准则，没有规章制度，医疗质量就无法保证。

（5）时间：医疗质量必须有时间观念，实施任何医疗过程，都必须注意其适时性、及时性和准时性。

2. 环节质量 又称过程质量，指医疗全过程中的各个环节质量。主要包括：诊断质量、治疗质量、护理质量、药剂管理质量、医技科室工作质量、经济管理质量等。环节质量反映医疗活动的各方面，成为了医疗管理的重点。

3. 终末质量 是医疗质量管理的最终结果，是评价医疗质量的重要内容。通过评价医疗终末效果的优劣，发现问题，并解决问题，不断总结医疗工作中的经验教训，促进医疗质量不断提高。

二、医疗质量管理

（一）定义

1. 质量管理 质量管理（quality management）是指确定质量方针、目标和职责，并通过质量体系中的质量策划、控制、保证和改进来使其实现的全部活动，质量管理包括质量标准、质量控制和质量评估三部分。朱兰（J. M. Juran）认为：质量管理是制定和贯彻质量标准方法的综合体系。戴明（Deming）认为：质量管理就是为最经济的生产出具有使用价值和商品性的产品，在生产的各个阶段应用统计学原理和方法。国际标准化组织（IOS）在 2000 版质量标准中认为质量管理是：在质量方面指挥和控制组织的协调活动，它是围绕质量而开展的各种计划、组织、指挥、控制和协调等管理活动的总和。

2. 医疗质量管理 医疗质量管理（medical quality control，MQC）是指为提高病人对医疗效果、医疗服务、医疗技术和医疗价格的满意程度而进行的组织和控制活动。医疗质量是医院的生命线，追求质量是社会进步的标志。因此，医疗质量管理是医院管理的核心内容，也是各大医院非常关心的一个重点问题。加强医疗质量管理、提高医疗服务质量是医院管理工作的基本任务和目的。

传统的医疗质量管理，是指医疗服务的及时性、安全性和有效性。现代医疗质量管理，是指根据医院质量形成的规律，运用科学的管理方法，有效收集、整理、分析资料，控制人力、物力、设备和技术等要素，以达到预定质量目标的过程。现代医疗质量管理已从事后判断的经验型、终末质量管理型、统计型发展了事前预防、环节控制、全面质量管理型。

美国卫生机构资质认证联合委员会（JCAHO）对医疗质量管理（medical quality control，MQC）的定义：是指能够提供良好的服务，把对病人的伤害降低到最小，医院在各个环节中应注意收益和亏损之间的平衡。

《医疗质量管理办法》中的医疗质量管理是指：按照医疗质量形成的规律和有关法律、法规要求，运用现代科学管理方法，对医疗服务要素、过程和结果进行管理与控制，以实现医疗质量系统改进、持续改进的过程。

（二）医疗质量管理的原则

1. 树立以患者为中心，质量第一，费用合理的原则。
2. 系统管理原则，强调过程，进行全部门、全员质量管理。
3. 预防为主，不断提高质量的原则。
4. 实用性和科学性相结合的原则。
5. 标准化和数据化的原则。

（三）医疗质量管理的方法

1. PDCA 循环管理 PDCA 循环是由美国质量管理专家戴明（Deming）提出，又称"戴明环"，它反映了质量管理的活动规律。P（Plan）指计划；D（Do）指执行；C（Check）指检查；A（Action）指检查。PDCA是医院质量管理遵循的科学程序，分为以下四个阶段、八个步骤。

（1）计划阶段：主要包括四个步骤：①收集整理资料，分析现状，找出存在的质量问题；②分析导致质量问题的各种原因和影响因素；③从各种原因和影响因素中，找出主要因素；④针对影响质量的主要因素，制定对策、计划和实施方案。

（2）实施阶段：贯彻实施计划。

（3）检查阶段：检查计划执行的情况和效果，把实际工作结果和预期目标进行对比。

（4）处理阶段：①总结经验教训，巩固措施，形成标准化；②提出尚未解决的遗留问题，并把遗留问题转入下一个管理循环。

2. PDCA 循环管理的特点

（1）PDCA 管理循环是综合循环，四个阶段紧密联系，不可分割。

（2）大环套小环，直接把任务落实到个人；小环保大环，推动大循环。

（3）阶梯式运行，不断循环上升，每循环一周上一个新台阶。

（四）医疗质量管理的目标

1. 医疗质量管理的目标

（1）安全性：避免或减少医疗卫生服务造成的直接或潜在的医疗伤害，把医疗风险降低到最小程度。

（2）有效性：医疗服务应是服务对象所期望得到并且能够产生让服务对象满意的效果。

（3）服务对象参与性：应向服务对象提供参与医疗服务计划、监测、评价、决策的条件和机会。

（4）可及性：医疗服务的供给取决于对服务对象需求的评估，而不会因为年龄、性别、种族、文化差异、地理位置、信仰、社会经济状况的不同而不同。

（5）适宜性：应根据服务对象的需求和循证医学原则提供适宜的保健和干预行动。

（6）效率：有效利用现有的医疗卫生资源，以最少的投入为服务对象提供最好的治疗效果。

2. 医疗质量相关制度

（1）成立医院质量管理委员，至少每半年开一次医疗质量管理会议，根据医疗质量中存在的问题进行分析、评价，并制定有效的整改措施。

（2）制定完善的规章制度，包括首诊医师负责制度、查对制度、查房制度、疑难危重病人抢救制度、会诊制度、手术管理制度，病历讨论制度、病历书写基本规范与管理制度、交接班制度、技术准入制度等。

（3）实行患者病情评估制度，遵循诊疗规范制定诊疗计划，并进行定期评估，根据患者病情变化和评估结果调整诊疗方案。

（4）加强质控管理，处方书写按《处方管理办法》执行，病历书写按《病历书写规范》执行。

（5）落实三级医师负责制，加强护理管理。

（6）坚持合理治疗、合理用药、合理收费、合理检查，严格执行《抗菌药物临床应用指导原则》及其他药物治疗指导指南和原则，做好药物不良反应监测和上报工作。

（7）努力提高疑难病人诊断符合率，疑难病症好转率；急、危重症病人抢救成功率；手术前后诊断符合率，复杂、大手术成功率。

（8）认真落实医院感染管理工作，预防控制医院感染，降低医院感染发生率。

（9）开展重点病种质量监控管理。

（10）实施"危急值"登记、报告、处理制度。

（11）认真落实传染病管理工作，建立传染病疫情报告制度，明确传染病疫情报告人员，及时准确上报，避免漏报、误报。

（12）制定防范、处理医疗事故的应急预案。防范措施到位，处理流程合理有效，坚决杜绝医疗事故的发生，认真落实重大医疗过失行为和医疗事故的上报制度，执行《医疗事故争议责任追究制度》和相关处罚规定，以达到教育和警示的作用。

（13）加强急救管理工作。对急救人员，急救物品和急救器械进行严格管理抢救。急救人员必须100%掌握急救操作，急救物品完好率100%。

（14）坚持业务学习和继续教育制度。组织全体医务人员认真学习《医疗法律法规和制度汇编》，定期开展医疗安全教育培训活动，增强全体医务人员质量安全意识；加强"三基三严"知识培训，定期开展教学讲课和疑难病例讨论活动，提高全员业务水平。

（15）加强门诊业务管理，强化专科、专家门诊管理，提高门诊诊断符合率、治疗有效率；加强对医技科室的监督，提高检查报告的科学性、准确率和及时性，提高检查报告质量，降低检查包括误诊率。

（16）加强输血管理制度。输血应严格按照《临床输血技术规范》要求执行，坚决杜绝血液的浪费和滥用。

（17）坚持医务人员执业、医疗科室和技术的准入制度。医务人员必须持有相应的执业证书才能从事相关的工作，严禁非法职业。

3. 质量与安全管理指标体系

质量与安全管理指标体系详见附件二。

三、护理质量的定义

护理质量是指护理人员为患者提供基础护理服务和护理技术服务的优劣程度及满足患者对护理服务一切合理需求的综合，是在护理过程中形成的客观表现，直接反映护理工作的内涵和职业特色。护理质量不是以物质的形态体现其效果和程度的，而是通过护理服务的实际过程体现出来的，最终以患者的满意度和患者健康恢复的程度来体现。护理质量由护理人员、护理技能、护理设备、技术人员和服务对象间的行为关系决定。护理人员的素质、行为举止是影响护理质量的决定性因素，医院所需的药品、医疗器械、消毒物品、试剂、耗材及生活物质的数量和质量是保证护理质量的物质基础。为保证高水平的医疗护理质量，现代优质护理服务要求各部门除了要自成技术体系，体现其专业特色外，还应该相互配合，密切协作。

护理质量的评价可以用以下公式：护理质量 = 实际护理服务质量 - 服务对象的期望值，如果这个差值为零，说明护理服务质量正好满足服务对象的期望值，那么服务对象对护理质量满意；如果差值为正值，说明服务对象对护理质量很满意；如果差值为负值，说明服务对象对护理质量不满意。因此，虽然护理人员为患者提供的护理服务质量是一样的，但是可能因为患者的期望值不同而出现不同的结果，所以，了解患者对护理服务质量的期望值并调整到恰当程度，对护理质量的评价有很重要的价值。

四、护理质量的内涵及管理

护理质量是医院质量的重要组成部分，是衡量医疗服务质量的重要标准之一，是整个医疗质量水平的缩影，在保证医疗护理服务效果中占有重要地位，直接影响医院的经济效益和社会水平；护理服务的对象是人，护理质量的优劣直接关系到病人的生命安全；护理质量的高低不仅取决于护理人员的素质、知识结构和技术水平，更依赖于护理管理水平，特别是护理质量管理的方法。科学、严谨、有效的管理方法是保证护理质量的基础，是提高护理质量的重要措施，是护理质量开展的前提。

护理质量管理（Nursing Quality Management）是指按照护理质量形成的过程和规律，分析、研究构成护理质量的各个要素，建立护理质量指标体系，并对护理质量指标体系进行计划、组织、协调和控制，以保证护理服务达到规定的标准和满足服务对象需要的活动过程。确保护理质量稳步上升，提高患者的生命质量和生活质量，是护理质量管理者的中心任务，也是护理工作的主要目标。护理质量管理要求医院护理系统中各级护理人员层层负责，运用现代科学的管理方法，建立完善的护理质量管理体系，满足以病人为中心的护理要求，一切从实际出发，保证质量的服务过程和工作过程。护理质量管理必须先制定护理质量标准，有了标准，管理才有依据，才能协调各项护理工作，应用现代科学管理的方法，以最好的技术、最低的成本和最短的时间，产生最好的治疗护理效果，保证患者的安全，达到为患者提供最优良护理服务的目的。

五、护理质量评价及意义

评价贯穿于护理工作的整个过程，通过评价判断制订的目标是否实现，即对一项工作的好坏，进展的程度，成效大小，是否达到护理工作的水平，对策正确与否等进行全面分析判断。护理质量评价标准和指标的确立是质量控制的主要形式和护理工作的指南。护理质量评价的意义在于判断护理工作的价值，检查护理工作是否按预定的目标和方向进行，根据提供护理服务的数量、质量，评价护理工作需要满足患者需求的程度、未满足的原因及其影响因素，为护理管理者改进和提高护理质量提供参考依据；

但是由于患者的需求是无止境的，人的创造性是没有极限的，因此，护理质量的改进也是无止境的。通过比较、评价工作结果，选择最佳的方案，达到肯定成绩，纠正偏差，找出缺点和不足，持续质量改进，提高护理质量的目的。

护理质量评价的内容主要包括对护理人员的质量和护理工作的质量两个方面进行评价。

1. 护理人员质量评价 是指对从事护理工作的人员进行正式的、定期的、有效的评价，考察其完成护理工作的情况。护理人员的工作任务和方式是复杂多样的，因此，我们在对护理人员质量进行评价时应从不同的方面进行。近年来，护理人员质量评价多注重对护理人员的基本素质和条件、护理活动的过程质量、护理服务的结果，或将几项结合起来进行综合的评价。

（1）基本素质评价：应从政治素质、职业素质、业务素质三个方面来进行综合评价。如护理人员的职业道德、工作态度、积极性、创造性、个人能力、基本条件、技能水平、基础知识等。评价应多次反复进行并结合其他内容进行考量。

（2）行为过程评价：是对护理人员护理活动的行为质量进行评价，即护理人员的工作现状如何，例如，护理操作是否按照操作程序标准执行，执行医嘱是否正确，基础护理是否落实，掌握病情情况等。评价标准注重护理人员的服务行为，观察护理人员在各个环节中的行为质量。

（3）行为结果评价：是对护理人员护理服务结果的评价。对护理人员质量评价的内容多为定性资料，如护理工作满意率、护理人员年终考核合格率等。

（4）综合评价：即把几方面的标准综合起来进行评价，凡与护理人员工作有关的活动都可结合在内，如对行为举止、个人素质、期望达到的目的、工作的具体指标等来进行全面的评价。

2. 护理质量的评价 主要包括以下三种类型。

（1）基础质量评价：即对执行护理工作的基本条件进行评价，包括组织机构、仪器设备、设施和人员配备、资源等可以影响护理工作质量的条件。①组织结构：可根据医院规模，设置二至三级质量管理组织，并定期进行质量控制活动；②仪器：仪器设备齐全、性能完好、急救物品完好率达100%；③人员配备：数量、质量、资格应符合医院分级管理要求；④环境：病人护理单元整洁、安静、安全、舒适、设备齐全；⑤各项规章制度制定及执行情况是否明确。⑥病房结构是否合理等都是护理服务要素的标准，是提高护理质量的重要保证。

（2）过程质量评价：即评价护理活动过程是否达到质量要求，内容包括：①是否以病人为中心，开展责任制；②查对制度落实合格率；③病情观察及治疗结果的观察，是否动态的修改护理计划；④护理风险评估及护理文件书写质量；⑤心理护理和健康教育的情况；⑥与后勤及其他医技部门的协调管理情况。

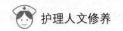

（3）结果质量：指护理人员在为服务对象提供各项干预后，服务对象呈现的反映和结果，即评价护理质量的最终结果，如院内压疮发生率、住院患者跌倒发生率、插管患者非计划拔管发生率。

六、护理质量制度保障

质量管理理论的一个重要思维是质量的结果不是凭空产生的，而是由一定软硬件和环境条件为基础，经历一系列操作过程后方会出现。管理的一般过程包括制定目标计划、按计划执行、过程的评估和反馈改善四个阶段。护理质量是医院质量的核心内容，很多危害质量的因素，在工作开始前已经埋下了隐患。

因此，健全的护理质量管理组织体系是实施护理质量管理的前提，对全院护理质量行使指导、检查、考核、监督和协调职责。通过制定护理质量标准、考核办法和持续改进方案，对年、季、月质量进行分析以及信息反馈、整改措施和效果评价。

护理质量管理一般分为护理部、科室、病区三级控制和管理体系，部分医院还包括院级层面的管理。

七、护理质量核心制度

国家层面的护理核心制度的内容尚无统一的要求，本文仅以查对制度、分级护理制度、交接班制度、不良事件报告制度为例进行说明。

（一）查对制度

1. 医嘱查对制度

（1）处理医嘱应双人查对或单班单人两次查对。

（2）对有疑问的医嘱必须询问清楚后，方可执行。

（3）抢救病人时，医师下达口头医嘱，执行者须复诵一遍，经双方核实无误后，方可执行，并暂时保留用过的空安瓿，经二人核对后再弃去。

（4）医嘱必须每班查对，护士长每周查对两次，护士长不在时，须指定护士进行查对并签名。

2. 服药、注射、处置查对制度

（1）服药、注射、处置必须严格执行"三查七对一注意"。

三查：摆药后查；服药、注射、处置前查；服药、注射、处置后查。

七对：对床号、姓名、药名、剂量、浓度、时间和用法。

一注意：用药过程中，应严密观察药效及副作用，做好记录。

（2）备药前要检查药品质量，注意水剂、片剂有无变质，针剂有无裂痕，检查标签、有效期和批号，如不符合要求或标签不清者，则不得使用。

（3）摆药后必须经第二人核对后方可执行。

（4）对易致过敏药物，给药前应询问病人有无过敏史；使用毒、麻、限、剧药时，用前须反复核对，用后保留安瓿；用多种药物时，要注意有无配伍禁忌。

（5）发药、注射、输液时，如病人提出疑问，应及时查清后方可执行。

3. 输血查对制度

（1）医护人员到输血科取血时与发血的双方必须共同做好"三查八对"。

"三查"：查对交叉配血报告单及血袋标签各项内容；查对血袋有无破损渗漏；查血液颜色、质量是否正常。

"八对"：对病人姓名、性别、年龄、病案号、门急诊/病室、床号、血型及配血试验结果。

（2）输血时由两名医护人员带病历共同到病人床旁，仔细进行"三查八对"，确定无误后进行输血，并在执行单上两人签名。

（3）输血完毕后，医护人员将输血记录（交叉配血报告单）存放病历中，并将血袋送回输血科（血库）至少保存一天，统一处理。

4. 手术病人查对制度

（1）核对病人：严格执行手术安全核查制度，保证手术病人安全。

手术安全核查是由具有执业资质的手术医师、麻醉医师和手术室护士三方（以下简称三方），分别在麻醉实施前、手术开始前和患者离开手术室前，共同对患者身份和手术部位等内容进行核查的工作。

①麻醉实施前：三方按《手术安全核查表》依次核对患者身份（姓名、性别、年龄、病案号）、手术方式、知情同意情况、手术部位与标识、麻醉安全检查、皮肤是否完整、术野皮肤准备、静脉通道建立情况、患者过敏史、抗菌药物皮试结果、术前备血情况、假体、体内植入物、影像学资料等内容。

②手术开始前：三方共同核查患者身份（姓名、性别、年龄）、手术方式、手术部位与标识，并确认风险预警等内容。手术物品准备情况的核查由手术室护士执行并向手术医师和麻醉医师报告。

③患者离开手术室前：三方共同核查患者身份（姓名、性别、年龄）、实际手术方式，术中用药、输血的核查，清点手术用物，确认手术标本，检查皮肤完整性、动静脉通路、引流管，确认患者去向等内容。

④三方确认后分别在《手术安全核查表》上签名。

（二）分级护理制度

1. 护理分级定义 护理分级是指患者在住院期间，医护人员根据患者病情和（或）自理能力进行评定而确定的护理级别，分为特级护理、一级护理、二级护理和三级护理四个级别。

2. 分级方法

（1）患者入院后应根据患者病情严重程度确定病情等级。

（2）根据患者 Barthel 指数总分确定自理能力的等级。

（3）依据病情等级和（或）自理能力等级，确定患者护理分级。

（4）临床医护人员应根据患者的病情和自理能力的变化动态调整患者护理分级。

3. 分级依据

（1）符合以下情况之一，实施特级护理：①维持生命，实施抢救性治疗的重症监护患者；②病情危重，随时可能发生病情变化需要进行监护、抢救的患者；③各种复杂或大手术后、严重创伤或大面积烧伤的患者。

（2）符合以下情况之一，可确定为一级护理：①病情趋向稳定的重症患者；②病情不稳定或随时可能发生变化的患者；③手术后或者治疗期间需要严格卧床的患者；④自理能力重度依赖的患者。

（3）符合以下情况之一，可确定为二级护理：①病情趋于稳定或未明确诊断前，仍需观察，且自理能力轻度依赖的患者；②病情稳定，仍需卧床，且自理能力轻度依赖的患者；③病情稳定或处于康复期，且自理能力中度依赖的患者。

（4）病情稳定或处于康复期，且自理能力轻度依赖或无需依赖的患者，可确定为三级护理。

（三）护理不良事件报告制度

护理不良事件是指在实施护理活动过程中，非预期的，已发生或将发生的任何可能影响患者的诊疗结果，增加患者痛苦和负担并可能引发护理投诉、纠纷或事故，影响医疗工作的正常运行以及造成护理人员自身伤害的因素和事件。

护理不良事件的管理：

（1）对入院病人进行评估，建立防范措施，实施动态管理，如防跌倒、走失、烫伤、压疮和各种管道脱落等。

（2）加强《护理不良事件管理制度》和《护理不良事件报告、处理制度与流程》的培训，达到护理人员知晓率100%。

（3）发生不良事件后要积极采取措施，以减少和消除不良后果，指定熟悉全面情况的专人负责做好病人及家属的思想工作。

（4）发生不良事件的相关记录、检验报告及造成不良事件的药品、血液、液体、器械等均应妥善保存，以备鉴定，不得擅自涂改或销毁。

（5）对护理不良事件发生的原因、经过、后果、当事人及处理需详细登记。发生不良事件后，责任人按照《护理不良事件报告、处理制度与流程》时限逐层上报和按要求处理。

（6）鼓励护理人员主动上报护理不良事件，护理不良事件的上报纳入护士长和科护士长目标管理，对主动上报、迟报、漏报、瞒报情况纳入月考核。

八、护理质量指标

早在十九世纪的南丁格尔时代，护理学先驱就开始观察环境和护理措施对患者的预后影响，还使用统计方法测量患者的质量效果与环境及护理措施的相关性。20世纪60年代，Donabedian"结构－过程－结果"理论模型更为系统的阐述了所谓"质量"除了直接的病人结局，还有那些与质量结果密切相关结构性因素（如人力配置、硬件环境、制度建设）和临床过程的关键环节。

美国护士协会（ANA）将具有高度护理特异性、指标数据在实际中可收集、且被广泛认为与护理质量密切相关作为筛选护理质量指标的基础。具体来说，在筛选和制定护理质量评价指标过程中，要求指标具有以下特点：①客观性，即指标的筛选和制定应从临床实际出发；②特异性，即指标能反映护理活动的重要方面；③灵敏性，即指标能反映护理活动的实际质量；④可操作性，即指标在实际运用中应易于测量和观察；⑤简易性和层次性，即指标结构简单明了，量化方法简单，各级指标间体现概括与解释的关系，同层次指标相互独立又相互依存。

护理质量管理发展至今，已经形成了众多的护理质量指标。从适用范围的角度区分，质量指标分为共通指标和专科指标。前者是全院都要监测的指标，如护患比、压疮、跌倒、院内感染等；后者可依照医院单位或专业科别划分，包括监护室、门诊、急诊、产房、骨科、手术室等指标。从质量内涵的角度区分，质量指标分为结构性指标、过程性指标和结果性指标。结构指标涉及护理质量相关的人力、设备、制度等，如注册护士数、护理时数；过程性指标是组织管理过程中形成的工作能力、服务项目及工作程序的评价指标，如疼痛评估、给药操作执行；结果性指标是患者感受到护理活动的最终效果，是护理活动和服务效果的综合反映，如外周静脉外渗发生率、院内感染率、跌倒、压疮发生率。从衡量事件的角度区分，指标分为正性和负性。正性指标越高越好，质量管控主要关注下限，负性指标则相反。

2016年，我国国家护理质控中心出版了《护理敏感质量指标使用手册》，建立了国家护理质量数据平台，进行全国护理质量敏感指标的采集和应用工作，但在国家层面敏感指标尚未给出标准指标数值，因而在全国层面尚未运用指标结果进行深度的护理质量管理。

目前我国护理质量敏感指标共13项，含结构指标5项，过程指标1项，结果指标6项，护士执业环境测评1项。其中结构指标包括：床护比，护患比，每住院患者24小时平均护理时数，不同级别护士的配置，护士离职率。过程指标：住院患者身体约束率。结果指标：住院患者跌倒发生率，院内压疮发生率，插管患者非计划拔管发生率，

ICU 导尿管相关尿路感染发生率，ICU 中心导管相关血流感染发生率，ICU 呼吸机相关性肺炎发生率。

九、安全文化保障

在任何一所医疗机构，在为患者提供有效诊疗的同时必须保证患者、员工及来院人员的安全。系统性缺陷是客观存在的，诊疗过程中的每一步都有可能会因为人为错误而出错。詹姆斯·里森（James Reason）将这些潜在的危险及薄弱环节等缺陷形象地比喻成瑞士奶酪上的小洞。我们必须识别这些潜在的危险及薄弱环节，找到解决方案，阻止错误发生，避免给患者造成伤害。潜在的危险及薄弱环节包括拙劣的设计、监管的缺乏、生产或维修的瑕疵。

美国医疗机构评审联合委员会（The Joint Commission, TJC）的警讯事件数据库显示，管理者未能构建有效的安全文化是诸多不良事件的重要诱发因素，诸如手术部位错误、延误治疗等。

此外，通过安全措施研究的结果，TJC 解决方案中心（The Joint Commission Center for Transforming Health Care）发现，缺乏安全文化是不良结果的重要影响因素之一。各方面管理不到位均能导致不良事件，包括但不限于以下的例子：

1. 对患者安全事件上报的支持不足。

2. 对自愿上报安全事件的员工或者其他人员缺乏反馈或回复。

3. 允许对上报不良事件的员工进行恐吓。

4. 拒绝优先考虑和实施安全推荐规范（建议）。

5. 对员工的倦怠置之不理。

营造和维护安全文化，这和花精力去维持财政稳定性、整合系统及提升生产力上一样重要。Chassin and Loeb 所定义的安全文化的五个组成元素：信任、明确责任分工、识别安全隐患、加强体系建设及评估。这些措施的实施没有固定的顺序，管理者需要为员工同时解决和应用多个元素，通过运用策略，例如领导力培训、目标设定、员工支持以及项目指示板和报告来定期检查安全数据。

1. 建立不良事件、近似差错以及安全隐患的透明的、非惩罚性的报告和学习制度是绝对的关键，这是 TJC 医院综合评审手册中患者安全系统（Patient Safety System, PS）章节的表述。手册要求：建立的管理系统必须可信任、可量化、可执行、可推广。组织内的任何人都参与进这个系统。这个系统对于形成快速上报、及时上报、无忧上报的隐患识别系统非常重要，对防范来自患者的伤害具有重要意义。管理者可以采用其他方法增强自愿报告，例如，用触发工具和观察技术来积极主动地处理危险和识别潜在的错误。

2. 建立清晰、公正、透明、针对隐患的应急程序，在危险发生前及时发现并终止触发事件的人为因素或系统错误。对于错误、失误、遗漏以及其他人的失误给予改进的机会，从中汲取教训并相互分享。在不良事件过程中惩罚、终止雇用或无法支持犯错误的员工都会削弱管理者的公信力，也会逐渐破坏组织的安全文化。英国国家患者安全局的决策树，是一个有助于创建一个公开、公共、负责任的文化的案例，员工可以毫无后顾之忧地上报患者安全事件，医疗机构也知道该从何处问责。

3. 为了提升组织内部的信任，执行总裁们和所有的管理者必须采取妥当的措施并以此为榜样，力争消灭恐吓行为。这些措施包括在交流中显示尊重，亲自参加安全文化相关的活动和项目，确认安全反馈已收到或被采纳。管理者必须负责对所有人有一个公平公正的标准。

4. 建立、执行和传达安全文化的支持政策，建立不良事件、近似差错及安全隐患的上报政策。

5. 善于发现可识别不良事件、近似差错、安全隐患、提出良好建议的团队成员。管理者能够识别出"好抓手"，在他们那不良事件可以避免——并同团队成员一起分享"免费的经验教训"（如反馈环路）。TJC 问题解决中心的安全文化项目研究提出两个报告的方法来反馈提出安全问题的成员：①轮班和集体碰头群聊；②巡回委员会。当他们没有收到团队和医疗管理者的反馈时就不会再提出建议了。

管理者参与活动同样也有助于认识安全的主动性以及促进安全文化，如团队安全简报、计划会议、碰头群聊关于安全的危害和问题、听取报告以从被识别的错误和安全缺陷中汲取经验、安全查房以及领导巡视等。

6. 建立组织标准以量化安全文化绩效，可使用美国卫生服务和质量研究所患者安全医院调查表或者其他工具，如安全态度问卷（SAQ）。在警讯事件的参考资料部分可以找到这些工具表的汇总。

7. 对整个组织调查结果进行分析以找到改进质量和安全的先机。以这种方式分析数据能让组织找到与组织的重点和需求相符的改进的先机和解决方案。分析必须深入到基本照护单元以便以单元制定的解决方案发展和实施。与组织内的一线员工及管理部门（包括董事会）一起分享分析的结果。

8. 针对安全评估及调查中获得的信息，发展和实施以照护单元为基础的质量和安全改进计划以促进安全文化。TJC 授权组织的案例包括：一个产科服务系统使用了一个多学科的专业代码并以此监视非专业行为。医生、护士和员工接受为什么和如何上报非专业行为的培训。管理者在所有关于非专业行为的报告后紧接着进行辅导。随后医疗保健与质量研究所（AHRQ）进行的医院患者安全文化维度调查报告的数据显示，教育培训、报告、辅导起到了明显的改进效果，患者安全文化维度包括：团队合作、管理支持、组织的持续学习、不良事件上报频率。

罗德岛州重症监护室联合协作进行了一项研究来调查安全态度问卷调查行为计划（SAQAP）对重症监护室中央线相关血液感染和呼吸机相关肺炎率的影响。采用SAQAP的团队增进了他们照护单元的文化和临床成果。采用SDAQAP的照护单元在患者安全问卷调查的所有方面都展示了更高的改进率，除工作环境外。

以下改进接近统计学意义：团队合作氛围以及工作满意度。SAQAP组2008年中央线相关血液感染率同比2007年降低了10.2%，而未采用SAQAP组仅降低了2.2%（$P=0.59\%$）。同样的，SAQAP组的呼吸机相关肺炎感染率降低了15.2%，而未采用SAQAP组增加了4.8%（$P=0.39$）。

许多其他的成功案例和测量安全文化的方案可以在医疗保健文献中找到。其中一些方案成功运用了方法策略，如领导巡视、碰头群聊、员工参与、团队安全简报和计划会议、听取报告以从被识别的错误和安全缺陷中汲取经验以及安全大使来改进安全文化的各个方面。安全文化测量的改进伴随着良好的效果，如感染率的降低、再入院的减少、更好的手术效果、不良事件的减少以及死亡率的降低。对安全文化有良好的认识的医疗机构更易得到患者积极的诊疗评价。

9. 将患者文化团队培训嵌入质量改进项目和提升安全体系的组织流程中。团队训练来源于以证据为基础的框架，是用来提高在组织内高压、高风险区域中的团队表现，比如手术室、重症监护室以及急诊科，现已经在国内很多医疗机构中得到应用。

10. 主动评估系统的优势和缺失（如药物管理和电子健康记录），并以提高和改进为重点。

11. 每18~24个月重复对系统安全进行评估，以回顾流程和持续改进。确保评估深入到医疗单元层面，将评估作为战略措施的一部分向医院质量管理委员会汇报。

护理质量管理绝不仅是护理管理者关注的内容，而是与每名护理人员息息相关，护理质量文化的形成对护理质量管理至关重要，只有真正形成了护理质量文化，每个护理人员将患者安全放在护理服务的首位，才会切实减少护理不良事件的发生，提升护理质量。

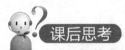 **课后思考**

1. 如何提高护理质量？

2. 护理质量评价的意义是什么？

第四节　护理伦理道德文化

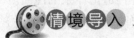

　　一个肮脏的国家，如果人人讲规则而不是空谈道德，最终会变成一个有人味儿的正常国家，道德自然会逐渐回归；反之，一个干净的国家，如果人人都不讲规则却大谈道德、谈高尚，天天没事儿就谈道德规范，人人大公无私，最终这个国家会堕落成为一个伪君子遍布的肮脏国家。

——胡适

思考

读了这句话你想到了什么？

　　在医学技术快速发展的条件下，护理人员在实践中遇到了很多新的伦理道德问题，学习和掌握护理伦理道德知识，对加强伦理道德教育，提升护理伦理道德文化，提高护理人员的人文修养，提高护理质量，促进社会精神文明建设具有重要意义。

一、道德与伦理学

（一）道德

　　1. 道德的概念　　在西方古代文化中，"道德"（morality）起源于拉丁语的"mores"，意为风俗和习惯。道德一词，在汉语中可追溯到先秦思想家老子所著的《道德经》一书。老子说："道生之，德畜之，物形之，势成之。是以万物莫不尊道而贵德。道之尊，德之贵，夫莫之命而常自然。"其中"道"指自然运行与人世共通的真理；而"德"是指人世的德性、品行、王道。

　　道德是以善恶评价为标准，依靠社会舆论、传统习俗和人的内心信念的力量来调整人与人之间以及个人和社会之间行为规范的总和。通过确立一定的善恶标准和行为准则，依靠道德来约束人们的相互关系和个人行为，调节社会关系，并与法一起对社会生活的正常秩序起保障作用。它贯穿于社会生活的各个领域，表现为政治道德、职业道德、婚姻家庭道德和社会公共生活准则等。

　　2. 道德的起源　　道德作为一种社会现象，其产生有多方面的条件，经历了一个漫长的历史过程。首先，社会关系的形成是道德赖以产生的客观条件。其次，人类自我意识的形成与发展是道德产生的主观条件。当人们意识到自己作为社会成员与其他动物的根本区别，意识到自己与他人或集体的不同利益关系以及产生了调解利益矛盾的迫切要求时，道德才得以产生。应该看到，道德产生所需要的主客观条件是统一于生

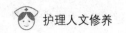

产实践的。劳动创造了人和人类社会,劳动是人类道德起源的第一个历史前提。

3. 道德的本质　道德作为一种特殊的社会意识形态,归根到底是由经济基础决定的,是社会经济关系的反映。首先,社会经济关系的性质决定着各种道德体系的性质。其次,社会经济关系所表现出来的利益决定着各种道德的基本原则和主要规范。再次,在阶级社会中,社会经济关系主要表现为阶级关系,因此,道德也必然带有阶级属性。最后,社会经济关系的变化必然引起道德的变化。道德对社会经济关系的反映不是消极被动的,而是以能动的方式来把握世界,引导和规范人们的社会实践活动。

4. 道德的社会作用　道德能影响经济基础的形成、巩固和发展;作为一种实践精神,是影响社会生产力发展的一种重要的精神力量;对政治、法律、宗教、文化等其他社会意识形态的存在有着重大影响;通过调节人与人之间关系来维护社会的稳定;可提高人的精神境界,促进人的自我完善,推动人的全面发展。

道德是后天养成的合乎行为规范和准则的一种社会意识形态,它是做人做事和成人成事的底线。假如没有道德或道德缺失,人类就如同动物,人们也就无理性无智慧可言。我们应该清楚地认识到,道德的驱使,才建立了人类的和谐社会;道德的要求,才有了社会群众团体组织;道德的体现,使人们自尊自重自爱;道德的鞭策,才营造了人与人的生活空间。道德虽不是生活必需品,可它对人的修养和身心健康有着不可替代的作用。道德的功能集中表现为处理人与人、人与社会之间行为规范及实现自我完善的一种精神力量,具有认识、调节、评价、教育、平衡等功能。

(二)职业道德

职业道德(professional morality)是与人们的职业活动紧密联系的符合职业特点所要求的道德准则、道德情操与道德品质的总和。它既是对本职人员在职业活动中的行为标准和要求,同时又是职业对社会所负的道德责任与义务。是人们在职业生活中应遵循的基本道德,即一般社会道德在职业生活中的具体体现。属于自律范围,它通过公约、守则等对职业生活中的某些方面加以规范。

爱岗敬业、诚实守信、办事公道、服务群众、奉献社会是职业道德的主要内容,良好的职业道德是每一个职业人员必备的基本品质。

(三)护理职业道德

1. 护理职业道德的概念　护理职业道德(nursing professional morality)是在一般社会道德的基础上,根据护理专业的性质、任务,以及护理岗位对人类健康所承担的社会责任和义务,对护理工作者提出的护理职业道德标准和护士行为规范。用于指导护士自己的言行,调整护士与患者、集体和社会之间的关系;判断自己与他人在医疗、护理、预防保健、护理管理、教育、科研等实践过程的是非、善恶、荣辱和褒贬的标准。

国际护理学会在 1973 年修订的《国际护士伦理准则》中提出,护士的基本职责是"增进健康、预防疾病，恢复健康，减轻痛苦"。护理的需要是全球性的，护理的本质就是尊重人的生命，人的尊严和人的权利。它不因年龄、肤色、宗教、文化、残障或疾患、性别、国籍、政治、种族或社会地位而受限制。

2. 护理职业道德的基本内容　其基本内容包括职业价值的认识、职业道德情感、意志、信念、行为五个内容。

（1）职业价值的认识：是对职业道德理论的认知，是对职业道德原则和规范的理解，是产生职业道德情感、职业道德意志、职业道德信念，支配职业道德行为的起点和基础。

（2）职业道德情感：是从业者在职业活动中对善恶进行判断所引起的一种内在体验，渗透在职业道德观念和职业道德行为之中，深刻影响职业能力的发挥。包括敬畏感、羞耻感、义务感、幸福感、"诚"的情感、"恩"的情感六种基本情感。高尚的职业道德情感促使从业人员对善的职业行为倾心、向往，努力效仿；对不道德的职业行为则憎恨、厌恶，努力避免。护士职业情感的核心是"爱"，热爱职业，以纯洁、诚挚的情怀关爱病人，爱护生命。

（3）职业道德意志：是从业者在履行道德义务的过程中所表现出的能自觉克服一切困难和障碍的能力和毅力，是支配和调节职业道德行为的一种巨大的精神力量。职业道德意志的培养，可促使人在学习、生活和工作中，能严格要求自己，面临困难和挫折能经得起考验。特别是护理职业的特殊性，更需要护理人员要有克服困难的毅力和坚持的精神，以高尚的人格忠实地维护病人的利益，促进健康。

（4）职业道德信念：是从业者在履行道德义务时所具有的坚定的信心和强烈的责任感，是促进和完成道德行为的精神支柱。护理人员应坚定信念、恪守职业道德，履行"救死扶伤，全心全意为病人服务，为护理职业献身"的真诚信念和道德责任感。

（5）职业道德行为：是从业者在一定的职业道德认知、情感、意志、信念的支配下所采取的自觉活动，在没有任何人监督的情况下也能自觉恪守职业道德规范和原则，积极主动地选择善的职业道德行为。护理人员应具有良好的职业行为和习惯。具体包括热爱本职、忠于职守、对工作负责、对患者热忱；满足患者生理、心理、安全、爱美的需要，使之处于最佳的心理状态；尊重患者权利，平等待人，做患者利益的忠实维护者；审慎守密，不泄露医疗秘密和患者的隐私；求实进取，对技术精益求精；对同事以诚相待，互教互让，通力合作；举止端庄，文明礼貌，遵纪守章，助人为乐；廉洁奉公，不接受患者馈赠，不言过其实，不弄虚作假；爱护公物，勤俭节约；以奉献为本，自尊自爱，自信自强。

二、伦理学

（一）伦理

1. 伦理的概念　在西方，伦理一词源出希腊文 $\varepsilon\tau\eta\sigma s$，意为风俗、习惯、性格等，通常理解为品性气质。在中国历史上"伦""理"是分别的两个概念，"伦"

是中国词源中的类、辈、关系、次序，指人与人之间的关系；"理"是道理、原理、条理、法则。"伦"和"理"合为一个词语使用最早见于《礼记·乐记篇》："乐者，通伦理者也"。

伦理（ethic）是指处理人与人，人与社会相互关系时应遵循的道理和准则。它不仅包含着人与人、人与自然、人与社会之间关系处理中的行为规范，而且也深刻地蕴涵着依照一定原则来规范行为的深刻道理，指做人的道理，包括人的情感、意志、人生观和价值观等。

社会生活中的人与人之间存在着各种各样的社会关系，如生产劳动中的关系、亲属关系、上下级关系、朋友关系、同志关系、敌对关系等。由此必然会出现各种矛盾和问题，就需要有一定的道理、规则或规范来约束人们的行为，调整人们相互之间的关系。

2. 伦理与道德的关系　当代"伦理"概念蕴含着西方文化的理性、科学、公共意志等属性，而"道德"概念蕴含着更多的东方文化的情感、人文、个人修养等色彩。随着"西学东渐"，中西"伦理"与"道德"概念经过碰撞、竞争和融合，两者之间划界与范畴日益清晰，它们有着各自的概念范畴和使用区域。"伦理"更侧重于社会，更强调客观方面，主要指社会人际"应当"的关系，是客观的道德法则，具有社会性、客观性；而"道德"侧重于个体，更强调内在操守方面，主要指个人的道德修养及其结果，即主观的德性和品行。伦理与道德又是相互联系、相辅相成的，它们都在一定程度上调节着社会成员之间相互关系的规则。

（二）伦理学

1. 伦理学的概念　伦理学（ethics）是以道德现象作为研究对象，研究道德的起源、本质、作用及其发展规律的科学。道德现象包括道德意识现象（如个人的道德情感等）、道德活动现象（如道德行为等）以及道德规范现象等。

2. 伦理学的基本问题　道德与利益的关系问题是伦理学的基本问题，具体包括以下两方面的内容。

（1）经济关系决定道德，还是道德决定经济关系，以及道德对经济关系有无反作用的问题。这决定着如何解决道德的根源、本质、社会作用及其发展规律的问题。

（2）个人利益服从社会整体利益，还是社会整体利益从属于个人利益的问题。这个问题的不同回答决定着各种道德体系的性质、道德原则，也决定着道德行为的选择、道德评价、道德品质形成的方法和途径的差别，即各种道德体系的价值取向和伦理原则。

3. 伦理学的体系结构　伦理学的体系结构，包括以下三方面。

（1）道德的基本理论：它贯穿于整个伦理学体系的各个部分，具有指导作用，包括道德的历史、发展规律和社会作用等。

（2）道德的规范体系：包括道德的基本原则、规范及调节人们社会关系的要求。

（3）道德品质的形成和培养：包括道德思想、行为品质、道德教育、道德修养及道德评价等。

三、护理伦理学

（一）护理伦理学的概念

护理伦理学（nursing ethics）是研究护理道德的一门新兴学科，运用伦理学的原则、理论和规范等来指导护理实践，协调护理领域中的人际关系，对护理实践中的伦理问题进行分析、探讨并提出解决方案，是医学伦理学的重要组成部分。

（二）护理伦理学的研究对象

护理伦理学是一般伦理学原理在护理领域中的具体应用，随着医疗卫生事业的发展和"以人为本"的概念逐步形成，护理道德的作用在护理工作日趋明显和重要，护德护风建设已成为当今社会关注的热点之一。由于护理伦理学的特殊性质，其研究对象主要包括以下几点。

1. **护理人员与患者的关系** 护患关系是护理过程中护理人员与患者之间产生和发展的一种工作性、专业性、帮助性的人际关系。这一关系在护理伦理学研究对象中处于首要的、关键的地位。护患关系直接关系到患者的安危、医护质量，也关系到医护秩序和医院的文明建设。因此，为了建立和维护良好的护患关系，护理人员除了要有必备的与护理有关的科学文化知识和沟通技巧外，还应有健康的生活方式、情绪状态，尊重并平等的对待每一位患者，真诚的态度、适当的移情。

2. **护理人员与其他医务人员之间的关系** 包括与医生、护士、医技人员、后勤人员之间的关系。这一关系的维护需要一切以患者为中心，以医院大局为重，齐心协力为患者服务，做到互相尊重、相互协作、相互配合和支持，创造一个和谐融洽的工作环境。

3. **护理人员与医学科学之间的关系** 护理工作者既是护理实践工作的操作者，也是科研工作者。现代科学技术的发展已广泛运用于医学领域，从而也产生了很多医学伦理问题。护理学科是医学学科的重要组成部分，有很多的医学伦理、护理伦理的难题需要护理人员与其他医务人员共同参与、评价和解决。例如，优生优育、死亡、生命质量、医学的目的等问题。

4. **护理人员与社会之间的关系** 每个护理人员总是处在一定的社会关系中，在护理实践中会遇到复杂的人际关系和各种各样的问题，例如安乐死、计划生育、严重缺陷新生儿的处理等问题。在处理具体的问题上必须从社会公益的道义出发，尊重他人、服务公益、爱护全体，处理好护理人员与社会成员之间的关系。

（三）护理伦理学的研究内容

1. 护理道德的基本理论 护理道德的基本理论包括护理道德产生、发展及其规律；护理道德的本质、特点及其作用；护理道德的基本原则与范畴；护理道德与其他学科之间的关系等。

2. 护理道德规范 护理道德规范包括护理人员的基本道德规范；护理人员在护理关系中的道德规范；护理人员在预防保健、医疗、教学、科研中的各项具体道德规范以及护理管理人员在护理管理中的道德规范和要求；生命伦理学的特殊道德规范。

3. 护理道德的教育、培养与评价的问题。

（四）护理伦理学的理论基础

1. 生命论 包括生命神圣论、生命质量论、生命价值论三种理论。

（1）生命神圣论：17 世纪以后，资产阶级的启蒙思想家以"天赋人权""人道主义"为基石，提出了"生命神圣论"。

生命神圣论的含义：生命神圣论认为，生存是人的最基本权利，人的生命只有一次，人的生命至高无上，神圣不可侵犯。早在两千年前《黄帝内经》中记载："天覆地载，万物悉备，莫贵于人"；唐代孙思邈在《备急千金要方》中提到："人命至重，有贵千金"，告诫世人要特别看重人的生命；古希腊哲学家毕达哥拉斯曾说："生命是神圣的，因此我们不能结束自己和别人的生命"。这些都反映了生命神圣论者对生命的态度，不允许对生命和死亡有任何的触动和侵犯，也不允许对自然形成的神圣的人体进行任何改进和修补，这是朴素的传统医护道德思想。

生命神圣论的意义：生命神圣论对尊重、重视和保护人的生命起到了积极的作用，生命是每个人的基本权利，离开了生命，世界上万事万物就失去了存在的意义。为了维护人的生命，医护人员应孜孜不倦，救死扶伤，治病救人。这对保护生命、珍爱生命、促进民族的生存和繁衍、促进人类社会的发展具有积极意义。其次，生命神圣论推崇医学人道主义、尊重人的生命和人格，它为医学人道主义理论的形成和发展奠定了思想基础，医护人员应是患者生命与健康的守护者。再次，生命神圣论实行一视同仁的医护道德规范，充分体现了患者在医疗护理面前人人平等。

然而，生命神圣论也有其消极的一面，它片面地强调生命的数量和生命属性，对于生命的质量和价值不予以考虑。认为只要是人，无论是严重缺陷的新生儿还是脑死亡的植物人，都不惜一切代价的救治，从而忽略了生命的质量和价值，增加了家庭的精神和经济负担，浪费了有限的医疗和社会资源，不利于卫生资源的合理化配置，甚至会造成稀有卫生资源的大量浪费，同时也影响人口素质的提高。

（2）生命质量论：是指以人的体能和智能等自然素质的高低、优劣为依据，衡量生命对自身、他人和社会存在的价值。世界卫生组织认为生命质量是指："处在不同的文化背景和价值体系中的个体对那些与他们的生活目标、期望、标准以及所关心的事情有关的生活状态的体验，它包括个体的生理、心理、社会功能及物质状态四个方面"。随着医学的发展和社会的进步，人们已不再满足于维持生命的数量和延长生命，而是更加注重生命的质量和价值。

生命质量分为三个渐进的层次：第一，生命质量。也可称人性素质，个体身体和智力的状态，是区分正常人和不健全人的标准，无脑儿、先天愚型等视为非人素质。第二，根本质量。生命的意义和目的，与他人在社会和道德上的相互作用，可用痛苦或意识丧失来衡量。例如，严重的脊柱裂婴儿、晚期癌症患者、不可逆的昏迷患者等，都丧失了生命的根本质量。第三，操作质量。用智商、诊断学范围的标准来测定智能、生理方面的人性质量。如有人用智商的高低来评价人性的素质，通常把智商低于30者看作是生理缺陷较为严重的人，而把智商高于140者看作生命质量的天才。

生命质量论的意义：从传统的生命神圣论转变为追求生命质量的新观念，这是人类追求自身完美的质的飞跃；生命质量论根据人类生存和发展的需要，为社会决策人口、环境、生态等政策提供了理论根据；为人们和医务人员控制人口的再生产而采取避孕、流产、节育、遗传咨询等提供了有力的理论依据。

然而，生命质量论也有其局限性，它对生命质量采取了极端的看法，认为一个生命假如没有生命质量，就没有责任和义务加以保护，带有明显的片面性。因此，单纯依据生命质量决定个体生命延长、维持、结束或缩短是不可取的。

（3）生命价值论：是以人具有内在的和外在的价值来衡量生命意义的道德观念。生命价值包括两个方面：一是生命的质量，即内在价值，是生命的体力和智力状态的自然素质状态。二是生命的社会价值，即外在价值，是对他人、对社会和人类的意义。生命价值论认为，只有在有效地释放和利用人自身的巨大力量，将自身的生命作为一种人格魅力作用于他人和社会时，人才可能获得真正的生命价值，才能获得人的尊严，才可能称为完整意义上的人。

生命价值论的意义：生命价值论把生命的内在价值和外在价值统一结合起来，并依此来评价生命，这样可以避免用个体生命的某个阶段或某一个时期片面地判断生命的价值；生命价值论作为护理论理的基本理论，它把生命神圣论、生命质量论和生命价值论三者有机地结合在起来，使人们对生命的认识、评价更具有合理性、科学性和公正性。

2. 人道论 护理人道论是指在护理领域中，特别是护患关系中，表现出护理人员关心、关爱患者的健康，重视患者的生命，尊重患者的人格和权利，维护患者的利益和幸福的一种伦理思想。护理人道论的核心内容包括尊重患者的生命、人格、权利三方面。

（1）尊重患者的生命：是护理人道主义最基本的思想，人的生命只有一次，神圣不可侵犯。因此，历代医护人员都强调尊重患者的生命，从而形成了医学道德史上独特的生命神圣论。尊重患者生命，医护人员要有强烈的责任感，积极拯救患者的生命，维护患者的生命质量和价值。

（2）尊重患者的人格：人与人之间是平等的，患者作为人也应当有人的尊严，医护人员应该尊重和维护患者的尊严，当代护理人道主义特别强调对精神病患者、残疾患者等人格的尊重。

（3）尊重患者的权利：患者不仅享受正常人的权利，同时还享受一些特殊权利，患者有选择医疗护理权利、知情权、自主权等权利，医护人员应想患者之所想，急患者之所急，认真听取患者的意见，了解患者的需要。

3. 美德论 美德通常指人的道德品质，是一定的社会道德原则和规范在个人思想和行为中的体现，是一个人在道德行为中表现出来较稳定的特征和倾向。护理道德品质是指护理人员在长期的社会和护理实践中不断修养、锻炼而逐渐形成的一种稳定的行为品质。护理美德（护理道德品质）的主要内容包括以下几点：

（1）仁慈：讲人道、同情、尊重、关心患者。

（2）诚实：讲真话，办实事，有了差错敢于承认并及时纠正，吸取教训，具有实事求是的作风。

（3）审慎：行为之前的周密思考与行为过程中的小心谨慎，认真负责。

（4）公正：对待患者不分贵贱贫富，不分种族信仰，不分职位级别，都应"一视同仁"，尊重患者的医疗权利。

（5）进取：刻苦钻研医疗护理技术，知识渊博，技术精湛，虚心求教，精益求精。

（6）廉洁：作风严谨正派，不谋私利。

4. 义务论 义务与责任、使命、任务的释义等同。道德义务就是人们在道义上应负的责任，是一定的社会阶段的道德原则和规范对人们的道德要求。护理道德的义务论是指护理人员应当把遵照某种原则和规范作为一种道德责任约束个人行为的理论。义务论研究的是准则和规范，并以此判断护理人员行为的是非、善恶。道德责任，它强调对患者生命与健康的责任，把对患者负责作为绝对的义务和责任。

义务论提出了社会对护理人员的道德要求，包括继承发扬优良传统，认真履行道德义务。

（1）继承发扬优良传统：义务论是传统医学伦理的核心内容，促进护理人员继承和发扬优良的护理道德传统，培养高尚的护理道德品质。随着医学的发展，向护理人员提出护理道德的具体要求，并以此来判断护理人员行为是否正当。

（2）认真履行道德义务：绝大多数护理人员在义务论道德责任感的驱使下，认真履行道德义务，全心全意为患者服务，无私奉献，想患者之所想，急患者之所急，为患者解除疾苦，保障人民健康，为医学科学的发展做出了杰出贡献。

随着医学科学的发展，义务论强调对患者个人负责的道德观念已受到冲击，在器官移植、试管婴儿、安乐死、遗传工程等问题面前，义务论暴露出了其局限性。它忽略了动机与效果的统一，忽略了对患者应尽的义务和对他人、社会义务的统一，忽视了护患义务的双向性。

5. 公益论 公益来自公正，是传统的医护美德，也是社会性事件中所要求的道德，即公平合理地对待每一位社会成员。公益论从社会和人类利益出发，公平合理地解决医疗活动中出现的各种利益矛盾，要求不仅有利于患者，还应有利于人类及子孙后代，有利于生态、社会环境和医学技术的发展。公益论的内容主要涉及社会责任和社会公正两个方面。

（1）社会责任：控制人口数量的责任；提高生命质量的责任；保护环境的责任；保护资源免受耗竭的责任；保护天然性别比例平衡的责任；维持人类种类系统延续及其纯洁的责任。

（2）社会公正：要求制定卫生政策、卫生发展战略方面符合公正、合理的原则；在稀有医疗卫生资源分配上必须符合大多数人的利益。

公益论有利于解决现代医学发展中的伦理难题，推动医学科学的发展；有利于重视人类生存环境的改善，为子孙后代造福。

（五）学习和研究护理伦理学的意义

1. 培养和提高护理人员高尚的医德品质 在错综复杂的社会生活矛盾中，学习和研究护理伦理可提高护理人员正确处理问题的能力，能明辨是非、荣辱、善恶与真伪，使护理人员建立起一种合乎情理的内心信念，树立"一切为了患者，为了患者的一切"的服务宗旨，并以此作为衡量行为对与错、善与恶的标准。护理前辈们为我们树立了良好的道德规范，他们无私奉献了自己的青春年华，从衣帽整洁、言谈话语到内心品质的培养，从平凡琐碎杂事到探究护理的创新和科研的疑难问题，都是我们学习的榜样。面对新形势、新挑战，作为新一代的护理人不仅要继承传统的医德品质，还应树立新的伦理道德观，学习新知识，掌握新技能。

2. 提高医院的管理水平 认真学习和探究护理伦理，可增强护理人员良好的道德修养、强烈的主人翁意识和责任感，认真遵守各项规章制度，切实做好护理工作，改善服务态度，提高护理服务质量和医疗水平。与护理道德相违背的行为可产生负面影响，造成矛盾和纠纷，降低医院的医疗质量，失去患者及社会的信任。因此，提高护理道德水平，是提高医院管理水平的不错之举。

3. 促进社会精神文明建设 护理工作的对象是患者，患者将自己的生命依托给医务工作者,护理人员的一言一行都会引起患者的心理效应,影响护患之间的交流和合作。良好的护患关系能使患者以最佳的心理状态接受诊治和护理,有利于患者的身心健康。同时,患者和家属也可从医护人员高尚的医德、精良的技术、优质的服务中受到感染和启迪,并将医院的良好形象传递到家庭、社会,这充分发挥了医院精神文明的窗口作用,促进了社会精神文明建设。

四、护理实践中伦理道德要求

(一)整体护理道德

整体护理是在生物—心理—社会现代医学模式的指导下一种新型的护理工作模式。护理伦理学的研究范畴已驰骋于整体护理模式所开拓的护理伦理道德天地,整体护理推动了护理伦理道德原则和规范的发展。探讨整体护理的伦理道德问题,也有利于整体护理模式的进一步发展完善,有利于为患者提供优质的整体化护理服务,有利于护理学理论体系的丰富和完善。

1. **整体护理的概念**:整体护理(holistic nursing)是以护理对象为中心,视护理对象为生理、心理、社会等因素构成的开放性有机整体,根据护理对象的需要,提供生理、心理、社会等全方位的照护和帮助。它贯穿于人生命的全过程,从胚胎到死亡都需要护理服务;贯穿于人的疾病和健康的全过程,护理的任务不仅是减轻痛苦、恢复健康,还有维持健康、促进健康;整体护理为全人类提供服务,最终目标是提高全人类的健康水平。

2. **整体护理的特点** 整体护理具有以下四个特点:

(1)护理理念的整体性:整体护理以护理对象为中心开展护理工作,关心的是"整体的人",而不是单纯的"病"。因此,在护理工作对护理对象全面负责,不仅关心他们的生理,还应加强对心理、社会、文化、精神等各方面的了解,解决他们的整体健康问题,同时,整体护理的开展是护理业务、护理管理、护理制度、护理科研、护理教育等各个环节的整体配合,从整体上提高护理水平。

(2)护理手段的科学性:整体护理以现代护理观为指导,以护理程序为基本思维和工作框架。护理程序包括评估、诊断、计划、实施和评价,它是一种科学地认识、分析和解决问题的工作方法,使护理服务工作有条不紊,环环相扣,突出了护理工作的专业性、独立性和科学性。

(3)护理对象的参与性:整体护理充分重视患者及其家属的自我护理潜能,强调通过健康教育,提高患者及家属的自我护理能力,并提供机会让他们参与到自身的护理活动中来,成为对健康负责的主动者。

(4)以患者满意度作为优质服务的评判标准:不同的护理观对优质护理的理解有着不同的评判标准,生物医学模式的观点认为,能有效地解决患者的躯体问题就是优质护理，而整体护理对优质护理提出了新的标准，除有效地解决患者的躯体问题外，还应从患者的心理、社会和文化各方面的需求出发，因人施护，发挥患者及家属的能动性，促进患者身心健康才是优质护理，而患者的满意度就是反映优质护理服务的一项重要指标。

3. 整体护理的伦理道德要求 整体护理模式符合护理伦理道德要求，同时对护理道德提出了更高的要求。

（1）树立以患者为中心的理念：以患者为中心是整体护理的根本道德观念，整体化护理理念的核心精神是以人为本，树立以"一切为患者"为指导思想，以"患者为中心"的护理道德基本原则，把患者放在第一位和最高位。同时，整体护理的整体要求促使护理人员必须以提高全民的健康水平为己任，并把它作为自己工作的出发点和归宿点，指导自己的护理道德的意识和行为，全面提供优质的护理服务，切实做到让患者满意，让社会满意。

（2）强调团队协作的精神：整体护理的实施，有利于为患者提供全方位的优质护理服务，有利于护理质量的提高。而整体护理工作的开展，需要护理团队合作精神，虽各司其职又要互相配合，互相支持，共同完成。同时也要求护理、医疗、管理等各部门的团结协作，密切配合，包括医院行政后勤的有力保障，护理教学的改革和护理科研的开展等，要求设计好整体护理的每一环节，做好整体护理的每一项工作，体现出整体护理运作的有序、协调、顺畅的优越性。

（3）树立个性化服务的观点：整体护理的思想内涵中体现人是具有无限多样性的独特整体，人与人之间存在着生理、心理、社会文化方面的差异，在疾病与健康的活动中可表现为同种疾病，不同的身心反应；即使同样的治疗也有不同的疗效。因此，护理人员对患者现存的或潜在的健康问题所反映的主观资料和客观资料进行全面分析、比较，从整体化护理的观点出发，深入了解每一位患者特殊的身心反应与需求，做出准确的护理诊断，制订出相应的个性化护理计划并实施整体护理，最大限度地满足个体的独特需要。

（4）重视自身素质的修养：整体护理使护理工作的重心从以疾病为中心转向以人的健康为中心的护理阶段，这对护理人员提出了更高的要求，从而使关心服务对象的心理和社会需求既成为护理人员业务行为要求，也成为护理人员的道德要求。除了要掌握扎实的临床护理知识外，还要掌握心理学、社会学等人文学科知识；不仅要具备娴熟的护理操作技能，还要具备良好的语言表达能力、有效的人际沟通，注重在整体化护理实践中锻炼提高身素质的修养。用热情和蔼的态度、关怀同情的情感、亲切得体的语言、文明礼貌的行为等，这无疑是充实和完善了护理道德的规范，同时也是整体护理对护理人员提出的道德要求，是每个护理人员追求人生价值，自我完善不可缺少的道德品质。

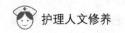

（二）门诊护理道德要求

门诊护理工作具有患者就诊量大，组织管理任务重；患者流动量大，环境秩序难维持；预防交叉感染工作难度大；就诊者对医院服务期望高的特点。同时，门诊又是医疗机构的窗口，是早期诊断、早期治疗、保证医疗质量的第一个环节。医院陌生的环境，繁多的手续，各种各样的检查治疗等因素均可使病人产生复杂的心理反应，患者为维护自己的利益，保障自己的健康，对于门诊的服务态度、服务质量反应敏感。

门诊护理人员应不断提高自身素质，遵守相应的道德准则，具体应做到以下几点护理道德要求。

1. 热情关怀，耐心主动　门诊患者带着疾病的痛苦，往往会产生紧张、恐惧和焦虑的情绪，加上对医院环境的不熟悉以及人群的拥挤，流程的复杂繁琐，患者会更加焦躁不安，尽管患者的病情病种各异，但他们有一个共同的心理需求，都希望得到医护人员的热情帮助和尽快解除病痛。因此，门诊护理人员应充分理解同情患者，真诚礼貌待人，热情、主动地协助患者就诊，消除他们紧张、焦虑的情绪，给患者一种安全感。

2. 作风严谨，高度负责　门诊患者人流量大，病种多。除了要求护理人员要有扎实的专业知识外还应具有严谨的工作作风和高度的责任感，保证患者的安全。在治疗护理过程中，严格执行三查八对、消毒隔离制度，切不可漫不经心，粗枝大叶，因为任何疏忽都会导致医疗事故的发生。如打错针、发错药、生命体征测量不准确等，都可能铸成大错，甚至危及患者生命。因此，门诊护理人员应作风严谨求实，一丝不苟，确保万无一失。

3. 密切联系，团结协作　门诊是一个集体，对患者提供的医疗服务需要与医生、设备科、检验科等多部门配合完成，门诊护理人员要密切与他们取得联系和配合，发挥直接或中间的调节作用。

（三）急诊护理道德要求

急诊科是医院诊治急危重症患者的场所，具有患者发病急、病情重、变化快、突发事件多、不可预料性强的特点。为了使急诊科的管理工作达到标准化、制度化和程序化的目标，就要求急诊科护理人员不仅要具备丰富的急救知识和经验，娴熟的动手操作能力，还需必备良好的道德素养，具体应做到以下几点护理道德要求：

1. 时间紧迫感　急诊护士应树立"时间就是生命""抢救就是命令"的观念。做到急患者之所急，争分夺秒，尽量缩短接诊时间，以冷静、敏捷、果断的工作作风，救人于危急之中。在争分夺秒的同时要小心谨慎，不可惊慌忙乱，不能因时间紧而违反规章制度和操作规程，避免造成严重后果。

2. 深厚的同情心　急诊多为突发病，患者缺乏思想准备。护理人员要理解、同情患者的痛苦，理解患者及家属的焦虑和痛苦，并给予亲切的关怀和帮助。尤其对自杀、意外伤害的患者不能埋怨或责怪，要有救死扶伤的深厚同情心，沉着、冷静地做出判断，以最佳的抢救方案进行救治，并对其隐私予以保密。

3. 高度的责任感 急诊护士要从患者利益出发，不失时机地处理急症患者。根据病情给予及时给氧、洗胃、人工呼吸、胸外按压、止血、建立静脉通路、保留排泄物送化验等，并详细、准确地做好抢救记录。对有风险的患者，要参与抢救，勇于承担责任；遇有法律纠纷的患者，要公正反映病情；对待意识不清的患者，要有慎独的精神；对待已度过危险期的患者，仍应细心地观察病情变化。

（四）危重患者护理道德要求

危重患者的抢救成功率从很大程度上反映了医院技术力量及整体水平。危重患者指病情严重、随时可能发生生命危险的患者，具有急、险、重、危 4 个特点。发病急，来势凶猛，病情凶险，变化快，死亡率高。对这类患者，必须要及时抢救，努力维持其生命体征，解除其痛苦。因此，对护理工作者提出了更高、更特殊的护理道德要求。

1. 果断与审慎 危重患者病情变化快，随时有生命危险，护理人员应当机立断地采取应急措施，否则就会延误抢救时机，果断不是武断而贸然行事，而应做到胆大心细，与审慎相结合才能取得良好的效果。

2. 机警与敏捷 在抢救危重患者时护理人员必须头脑机警，严阵以待，细心观察，及时发现可能出现的危险信号，并做好一切应对的物质和思想准备，手、脚、眼、耳、脑不停顿的运转，动作必须迅速、轻巧、敏捷，且不可拖拉或有丝毫疏漏。对于可以预见的险情，要熟练掌握应变对策，一旦发现情况，要按预定计划与步骤积极投入行动，使患者转危为安。

3. 理解与同情 危重患者常因病情危重而产生焦虑、恐惧、急躁、抑郁、妄想等心理反应。护理人员对患者要高度同情，发扬人道主义精神，周到、热情、谨慎的服务于患者。运用护理心理学知识，了解患者、家属的不同心态。通过安慰、鼓励、解释、疏导，使患者减轻精神压力，消除疑虑，增强战胜疾病恢复健康的信心。

4. 慎独与协作 必须具有慎独的品德修养，在无人监督的情况下，也能严格按照某种道德规范去行动，绝不能降低护理标准。因为在抢救危重患者或护理昏迷患者时，常常独立的进行工作，因此，护理人员必须自觉地加强慎独的修养，努力做到不论工作困难或顺利，有人无人监督，不论白天黑夜，工作态度都要始终如一，尽职尽责，在任何情况下，都要对患者的健康负责。同时在危重患者救治过程中，护理人员之间、医护之间要做到相互尊重，支持和配合，齐心协力地保证患者的医疗、护理计划准确及时地实施，不遗余力挽救患者的生命。

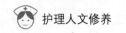

（五）精神病患者护理道德要求

精神科护理人员服务的对象是一类具有特殊意义的人群，他们的意识、情感、行为都处于病态、不健全的时期，他们甚至失去了自我控制的能力，且多数患者缺乏或丧失自知力，不能主动配合治疗和护理。特别是一些具有特殊症状的患者，如自杀、自伤、伤人、损物等。因此，在护理伦理道德方面为精神科护理人员提出了特殊的护理道德要求。

1. 尊重患者的人格和权益　1977年夏威夷召开第六届世界精神病学大会，会上一致通过了《夏威夷宣言》，确立了精神科医务人员的道德准则。《宣言》中指出："把精神错乱的人作为一个人来尊重，是我们最高的道德责任和医疗义务，一个人得了病是不幸的，而得了精神病就更为不幸"。我国著名精神病学专家粟宗华教授曾说过："精神病人的病史是血和泪写成的，一定要认真对待"。这些反映了精神病学者对精神病患者的不幸和痛苦的深刻理解，因此，护理人员在治疗中对患者的不幸应给予同情和关怀，尊重患者的人格和权利，对患者合理的要求，不可为了避免一时的纠缠而哄骗患者，对一些不切合实际的无理要求运用委婉的语言耐心解释；慎用约束保护措施，除非是病情和治疗上的需要，否则不得轻易约束患者；对待患者病态的谩骂或人格侮辱要冷静的对待和处理，保持正常的心理平衡，这充分体现了精神科护理人员高尚的职业道德及耐心和宽容的心理品质。

2. 恪守慎独的道德境界　精神病患者一般无自知力，不承认自己有病，甚至有人格障碍、情绪障碍、意识障碍等，也不能对护理人员的工作给予评价，有些患者生活不能自理、不知饥饱、给吃就吃，有的患者自称有罪、不思饮食等。这就要求护理人员必须做到恪守慎独的精神，主动自觉、准确定时完成治疗和护理任务。不管患者是"清楚"还是"糊涂"，有无人监督都不得马虎从事，敷衍了事，都应认真履行道德义务，讲究道德良心，为患者营造一个安全可靠的治疗环境。

3. 具备敏锐的观察力　精神患者缺乏自知和自制能力，不能判定和制止自己行为所产生的后果，所以必须加强监护，坚守岗位，对重点患者心中有数，对一些事态的苗头要有敏锐的洞察力，做出正确的判断，采取及时措施，杜绝一切可能发生的安全隐患。确保患者人身安全需审慎思考，认真负责的工作态度，准确无误的行为，是避免发生差错事故，保证患者安全的关键，也是护理道德和责任心的具体体现。

（六）传染病患者护理道德要求

传染病与其他疾病的不同之处主要在于具有传染性、大范围的流行性，传染病患者会出现焦虑、沮丧、沉默、退缩、被孤立、被抛弃感等强烈的心理反应。由于传染病病情特殊，患者心理活动复杂，这无疑增加了护理和管理的难度及工作量，对护理人员提出了特殊的护理道德要求。

1. 勇于献身　护理人员应尊重科学，以科学的态度对待传染病，根据传染病的传播途径和规律，严格地执行隔离消毒制度，以防止传染病的传播和交叉感染的发生。在传染病的护理过程中，护理人员和传染病患者朝夕相处，受感染的几率要比护理非传染病患者的护理人员大得多，特别是在接触具有传染性分泌物、呕吐物、排泄物等时应小心谨慎，保护自己免受感染。因此，护理人员要有尊重科学和为科学献身的精神。

2. 注重心理护理　为了使患者处于最佳的心理状态来接受医疗和护理，除了像对待普通患者一样提供其所需要的医疗护理外，还必须注重患者的心理护理，及时与患者进行沟通，关心安慰患者，保护患者隐私，了解其最真实的思想动态，消除内心不良情绪和思想顾虑；并对患者宣讲疾病的基本知识、传播方式、预防措施及保护他人和健康的自我监测；鼓励其用积极乐观的心态面对现实，树立战胜疾病的信心和勇气。

3. 向社会负责　作为医护人员，我们有责任和义务对全民、对社会进行传染病常识及预防措施的宣讲，心理健康知识普及，用科学的方法和措施来武装公众的头脑。特别是在新型传染病爆发后，粉碎谣言，缓解公众心理恐惧，维护社会稳定秩序。同时为传染病患者争取社会支持，鼓励亲属、朋友给患者提供生活和精神的鼓励，解除其孤独、恐惧感，鼓励患者珍爱生命，充分利用可及的社会资源和信息，积极的融入社会，被社会所接纳。

五、突发公共卫生事件应急护理伦理

（一）突发公共卫生事件的概念

突发公共卫生事件（A public health emergency）是指突然发生，造成或可能造成社会公众健康严重损害的重大传染病疫情、重大食物和职业中毒、重度工业污染以及群体性不明原因疾病等严重损害公众健康的事件。

近年来各类突发公共卫生事件时有发生，例如，2003 年的"非典"、2008 年的"汶川地震"、2009 年的"甲型 H1N1 流感"、2014 年西非的"埃博拉"以及近年来的人禽流感等，这些突发公共卫生事件都关系到一个地区、一个国家公众的健康、社会的安定团结，同时也是对医护人员的应急处理能力的严峻考验。

（二）突发公共卫生事件应急护理特点

1. 突发性　突如其来，不易预测，往往是在人们毫无防备的情况下发生，虽然存在着某种征兆，有预警的可能，但对具体发生的时间、地点都很难做出准确的预测。如重大传染性疾病，重大食物中毒、自然灾害或灾后引发的重大疫情等。

2. 波及广　突发公共卫生事件往往受灾遇难人数多，涉及面广，社会影响大，造成人们心理恐慌，给日常生活工作秩序和社会稳定带来深远的负面影响。如 2014 年暴发在西非的"埃博拉"造成大量人员伤亡，引起世界卫生组织及世界各国的高度重视，严重威胁公众的生命健康，危及经济、政治、外交多个领域。

3. 风险大 突发公共卫生事件的危险性大，无论是传染病暴发、自然灾害、食物中毒、安全事故还是群体性不明原因疾病，医护救援人员总是冲在第一线，是一项危险性极大的工作。如 1918 年在西班牙暴发的世界性流感传染，共造成至少 2000 万人死亡，1957 年的亚洲流感和 1968 年我国香港的流感共造成全世界 150 万人死亡。

4. 时间急 突发公共卫生事件发生突然，人们毫无防备，措手不及。且时间集中，患者数量大，病情、疫情、伤情普遍较为严重，由于有的突发事件没有现成的经验性知识可供指导，无法用常规性规则来判断和应对，一切都是瞬息万变，如果不能及时应对或应对措施不力的话还可能随着其蔓延范围变大、发展迅速，可能造成更为严重的后果。

5. 任务重 由于突发性、时间紧、情况急，护理工作任务艰巨、责任重大。一方面护士要协助医生对重病员进行抢救，做好病、伤、疫情的观察，配合各种手术，还要做好基础护理和专科护理；另一方面应快速、准确找出危险原因，及时上报，疾控部门确认后须立即启动应急程序，派出应急队伍赶赴现场调查处理，进一步调查核实，找出症状的共同特征，现场取样，启动快速监测通道，力争迅速查明原因，尽快制定策略。

（三）护士在处理突发公共卫生事件中的伦理责任

突发公共卫生事件，如在 2003 年"非典"、2009 年"甲型 H1N1 流感"以及 2014 年西非"埃博拉"危机中，卫生行政部门、医疗机构和医护人员均应承担保护公众健康的职责，承担起治病救人的职业责任，这是职业伦理的底线。

1. 护士应服从突发事件应急指挥部的统一指挥，服从医疗卫生机构的调遣，相互配合，提供救援。

2. 当传染病流行暴发时，应组织力量，团结协作群防群治，做好疫情信息的收集和报告、人员的分散隔离，落实公共卫生措施的工作，向居民或村民宣传传染病的防护知识，最大限度地保障公众的健康。

（四）突发公共事件应急护理伦理规范

1. 勇于奉献 在突发公共卫生事件发生时，护士即使在自己的生命安全受到威胁时也不能忘记自己肩负着救死扶伤的神圣使命，始终要把广大人民群众的安危放在首要位置。只要哪里有需要，就必须奋不顾身的参与救治，不得将生死置之度外，丝毫不得退缩，勇于担当，勇于牺牲。在汶川、九寨沟地震消息一传出，医务人员立即冲在第一线救治伤员，在面临紧急情况时，首先要考虑国家和公众利益，考虑群众的安危，哪怕是牺牲自身生命，也要履行作为一名护士的神圣职责，发扬救死扶伤的崇高精神，绝不能贪生怕死，临阵退缩。

2. 以人为本 护理本来就是一项崇高的人道主义事业，以人为本，以患者为中心，把患者的生命和健康放在首要位置。突发公共卫生事件发生时，在医疗卫生资源和人手有限的情况下，护士应发扬"一不怕苦，二不怕死"的革命精神，坚持"不抛弃、不放弃"的原则，认真对待每一位患者，哪怕是只有百分之一的希望，也要尽百分之百的努力救治，把人文精神进一步弘扬。

3. **尊重科学**　应对突发公共卫生事件，应充分发挥科学技术的作用，以科学的态度对待疫情，采取科学的防范措施，制订各种可能发生的突发事件应急预案，建立健全突发公共卫生事件的预警系统，加强疾病预防控制和卫生监督监测机构的建设，提高科学的监测和预测能力。护士应在广大群众中大力宣传有关于疾病的防护知识，使广大群众能以科学的态度对待疾病，以科学的方法提高自我保护能力。

4. **团结一心**　在困难面前，要大力弘扬民族精神，增强中华民族的凝聚力和向心力，一方有难、八方支援，团结一心、众志成城。在抗击非典、自然灾害等突发事件中，各级领导高度重视，广大医务人员抗击在最前线，救死扶伤、英勇奋斗，各行业、各民族协同作战，充分弘扬了民族精神。

六、生命伦理

随着生命科学技术的高速发展和广泛应用，生命医学被人们从医学中游离出来，成为独立的学科，形成了自己的领域——生命伦理学。它是 20 世纪 60 年代诞生于美国，随后在欧洲产生发展起来的一门新学科，它的产生代表着全新观念的转变，开创了生命科学和伦理学交叉的新领域，同时代表着一种学术思想、政治因素对医学生物和环境的影响。

（一）生命伦理学的概念

生命伦理学（ethics of life）是根据道德价值和原则，运用伦理方法，在跨学科的条件下和跨文化的情境中，对生命科学和医疗卫生保健领域内人们的行为进行系统研究的过程。其研究领域包括理论生命伦理、临床伦理、科技生命伦理、政策法规生命伦理和文化生命伦理五个方面。作为一门应用规范伦理学，生命伦理学以问题为取向，其目的是如何更好地解决生命科学或医疗保健中提出的伦理问题。

（二）生命伦理学的基本原则

生命伦理学的基本原则有自主性原则、不伤害原则、尊重原则、公正原则。

1. **自主性原则**　自主性原则即保证患者自己做主，理性地选择诊治决策的伦理原则，实质是对患者自主权利的尊重和维护。

2. **不伤害原则**　不伤害原则的真正意义在于强调培养为患者高度负责，保护患者健康和生命的护理伦理理念和作风，在实践中努力避免病人受到不应有的伤害。

3. **尊重原则**　尊重原则指医患双方交往时应真诚地尊重对方的人格，并强调医务人员尊重患者及家属的独立而平等的人格和尊严。

4. **公正原则**　公正是现代社会有序、有效率发展的道德保证，其价值在于合理协

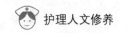

调日趋复杂的医患关系，合理解决日趋尖锐的健康利益分配的基本矛盾。

生命科学技术的突飞猛进推动着社会前进的步伐，但同时，在社会发展过程中不可避免地产生"双刃剑"的效应，使医学面临着前所未有的新课题，对传统的伦理观念提出了新问题、新挑战，引发了当前生命伦理研究的热点话题。例如，脑死亡、安乐死、现代生殖技术、器官移植、人体试验等。

（三）脑死亡

死亡是生命活动的终止，是人本质的永久消失，是机体完整性的破坏和新陈代谢的停止。长久以往，医学界一直把心跳、呼吸的停止作为死亡的标准。然而随着医学的进步，在临床实践中，有患者在心跳或呼吸停止后，采用生命支持技术或利用心脏起搏器、呼吸机来维持患者的心跳、呼吸，患者生命得以挽回，这使得传统的死亡标准在多次实践中受到挑战。且不说人产生意识、信念的生物基础是脑，不是心，况且死亡不是生命的骤然停止，而是一个逐渐连续的过程，一般分为濒死期、临床死亡期、生物学死亡期。现代医学表明：当人的心跳、呼吸停止时，大脑、肝脏、肾脏、肌肉、皮肤等器官和组织并没有死亡；心脏、呼吸停止的患者，若及时的抢救，用药物或仪器可维持，甚至可通过器官移植来替换；只要大脑功能保持完整性，生命活动将有可能逆转，然而在脑死亡后，生命活动将无法逆转，不复存在。因此，心脏、呼吸停止，并不一定意味着死亡，这已表明传统的死亡标准有失偏颇、狭隘，有欠科学之说。目前，医学界开始主张将脑死亡作为判断死亡的标准。

1. 脑死亡的概念　脑死亡（brain death），即全脑死亡，包括大脑、中脑、小脑、脑干的不可逆死亡。是由于某种病理因素引起脑组织缺血、缺氧、坏死，导致脑组织功能和呼吸中枢达到不可逆的消失阶段，最终必然导致的病理死亡。

2. 脑死亡的标准　1968 年美国哈佛大学在世界第 22 次医学会上首次提出了"脑死亡"的标准。脑死亡的标准为：不可逆的深昏迷，无自主呼吸，脑干反射消失，脑电波平直。以上四条标准在 24 小时内反复多次检查无改变，并排除体温过低（低于32℃）及巴比妥类等中枢神经抑制剂的影响，即可做出脑死亡的诊断。

3. 脑死亡的伦理意义

（1）使死亡的标准更加科学化、准确性："脑死即人死"是一科学的定义，脑是人体的中枢，是思想意识、道德情操等社会属性的代表器官，脑死亡的人，即使心跳、呼吸尚存，但意识的丧失已不能主动、自觉地产生人的行为，不能行使一个作为社会人的权利和义务。传统死亡标准着重强调人的生物属性，而忽视了作为人的根本属性，脑死亡的标准刚好弥补了传统死亡标准的缺陷，强调人的社会属性。哲学家笛卡尔说："我思，故我在"。的确，人之所以为人，根本就在于人有意识、有思维，而脑作为人的思维器官，脑的死亡就意味着人的本质属性的消失，脑死亡即临床死亡，又是社会死亡，是生命的终结。这一标准也更为准确的判定死亡时间，为可能涉及的一些法律问题提供依据。

（2）使医疗卫生资源使用更加合理、优化：在传统观念的束缚下，大批脑死亡的患者借助医疗仪器和技术来维持心跳和呼吸。这种人工维持下的生命对自身、对外界毫无感觉、无意识、无自主运动，用生命质量和价值来衡量也是毫无意义和价值的，甚至是负值。在卫生资源有限的情况下，为了维持这种"植物性生命"，对其家庭、社会所承担的人力、物力、财力的负担无疑是巨大的，也是对卫生资源的极大浪费，导致有限的医疗资源分配不合理、不公正。同时对死者进行"抢救和治疗"实际上是损害了死者"有尊严的死去"权利，对死者的不尊重，也不符合伦理道德。脑死亡标准的确定，也确定终止复苏抢救的界限，停止不必要的无效抢救，减少经济和人力的消耗。因此，可提高医疗卫生资源的使用效率，让有限的资源得以更优化合理的使用。

（3）使器官移植技术的开展更加顺利：脑组织对缺血缺氧最为敏感，当缺氧还未引起其他器官组织损害或坏死时，脑组织便出现死亡。脑死亡标准确定后，医生可以在脑死亡而心跳、呼吸可依靠仪器来维持的宝贵时间内，及时摘取活体器官，从而确保移植器官的治疗，提高移植的成功率，为器官移植创造了良好的时机和合法的依据，同时对器官受体者有益，对器官供体者无害，符合生命伦理学原则。

（4）有利于法律的实施和精神文明建设：由于受传统死亡观念的禁锢，迫使医护人员对脑死亡者不得不采取积极的抢救，否则将会指控为不作为、故意杀人。脑死亡标准的确立更为准确的判定死亡时间，为法律处理此类问题提供科学依据，避免医疗纠纷，有利于法律的正确实施。同时，也有利于转变传统的伦理观念，树立科学的死亡观念，有利于精神文明的建设。

（四）安乐死

安乐死一词源于古希腊文 Euthanasia，其原意为"幸福的死亡"，包含两层含义，一是无痛苦的死亡，二是无痛苦致死术。从医学伦理学角度，安乐死定义为：现代医学不可挽救的严重濒死状态的患者，由于躯体和精神的极度痛苦，在本人及其亲属强烈要求下，经医师鉴定及有关部门认可，停止救治或采用人道的方式使其无痛苦度过死亡阶段的全过程，分为主动安乐死和被动安乐死。其目的是使临终患者摆脱痛苦，维护死亡时的尊严。"中国临终关怀之父"崔以泰教授认为安乐死有非常严格的条件，必须具备三个前提：①必须有适应证；②患者自主自愿；③竭尽临终关怀之所能的。三者缺一不可，其中患者本人自主自愿且合乎理性的决定是最重要的。

安乐死涉及社会学、伦理学、心理学、法学等方面的问题，而分歧最大的是关于主动安乐死。肯定派认为，人有权利选择尊严的死亡，当人感到生不如死时，死亡比生存对他更为人道，同时也可减轻家庭财力、精神的负担，节省有限的医疗资源，对社会有利。但是，如果在没有法律规定的前提下主动采用安乐死停止一个人的生命，执行者也许可以不必承担道义的责任，却要受到法律的制裁。

反对派则认为，每个人都有维持生存的权利，安乐死与医生救死扶伤的神圣职责相冲突，医生对病人实施致死术实际上是变相杀人；从医学发展看，"不治之症"是不存在或只是短暂存在的，只要有生命现象就有生存的可能，如果安乐死得以承认，那么所谓的"不治之症"者将会被杀死，更有可能成为有意杀人、借医杀人，将极大削弱医护人员对绝症救治的主动性，阻碍医学的进步；安乐死如果被法律所认可，就会给滥用打开方便之门，甚至有草菅人命的可能。还有一些人对上述观点持折中态度，认为把安乐死分为积极和消极两大类，前者允许实行，后者应禁止。

安乐死的问题，一直是一个争论的伦理和法律难题，在有相关安乐死立法的国家大多对被动安乐死是认可的，而主动安乐死，在法律上遭到反对和禁止。尽管在我国目前还没有颁布相关法律，但医护人员关注和理解有关主动安乐死和被动安乐死的争议是非常有必要的，在患者死亡后做好尸体护理，体现医护人员对死者的尊重和对亲属的安慰，体现了人道主义，符合伦理规范。

（五）现代生殖技术

现代生殖技术是利用现代医学科学技术的成果用人工的手段来代替人类自然生殖过程的某一个或全部步骤的一种生殖方式。它打破了自然生殖的规律和过程，包括人工授精、体外授精、克隆技术。这一技术的发展应用，为广大家庭带来了希望，为优生学研究提供了技术，受到医学界和全社会的关注。现代生殖技术可操纵基因、精子或卵子、受精卵、胚胎，以至人脑和人的行为，这种增大了的力量可以被正确使用，也可以被滥用，对此如何进行有效的控制？同时在时间和空间上都脱离了人体，背离了传统自然生殖的轨道，给家庭和社会带来了复杂的道德问题，引起人们的伦理争论。

1. **现代生殖技术的伦理冲突** 生殖技术把恋爱、性交与生殖、生育分开，这是否会削弱家庭的神圣纽带，是否改变了传统婚姻家庭体系的伦理问题？通过人工授精把第三者参与的合成子引入婚姻关系，是否会破坏家庭？代孕母亲是否合乎道德，她的出现是否导致人伦关系的混乱？在人工"操纵"胞核、胚胎的过程中可能会造成先天性的缺陷，出生的婴儿可能身有残疾，在赋予他们生命的同时也让他们承担某种风险，这是否违背了人道主义原则呢？

2. **现代生殖技术的伦理原则** 作为现代生殖技术的实施者，必须遵循以下伦理原则：

（1）知情同意：医务人员对要求实施生殖技术且符合适应证的夫妻，须让其了解实施该技术的程序、成功的可能性和存在的风险以及接受随访的必要性等事宜，并签署知情同意书。同时，医务人员对捐赠精子、卵子、胚胎者，须告知其有关权利和义务,包括捐赠是无偿的,健康检查的必要性以及不能追问受者与出生后代的信息等情况,让供精者知情,并签署知情同意书,不能用欺骗或强迫手段获得精液。

(2)维护供、受双方和后代利益:捐赠精子、卵子、胚胎者对出生的后代既没有任何权利,也不承担任何义务。遵照我国抚养、教育的原则,受方夫妇作为孩子的父母,承担孩子的抚养和教育的义务。通过辅助生殖技术出生的孩子,享有同正常出生的孩子同样的权利和义务。如果父母要离婚,在裁定对孩子的监护权时,不受影响。

(3)互盲和保密:为保护受精者的利益,实施过程中要求参与者必须遵守互盲原则,严格为供精者保守秘密,即捐赠者与受方夫妇和出生的后代须保持互盲;参与操作的医务人员与捐赠者也须保持互盲,医疗机构和医务人员须对捐赠者和受者的有关信息保密,既为受者保守秘密,永不向他人透露他们的隐私,同时也为供者保守秘密,永不透露他们的信息。

(4)维护社会公德:坚持为计划生育和优生工作服务,这是实施现代生殖技术的宗旨。对于那些期望通过现代生殖技术生多胎者,或以取男弃女为目的而要求实施此种技术者,应拒绝其要求。医务人员不得对单身妇女实施现代生殖技术,不得实施非医学需要的性别选择,不得实施代孕技术,一个供精者的精子最多只能提供给5位妇女受孕。

(5)严防商品化:医疗机构和医务人员对要求实施现代生殖技术的夫妇,要严格掌握适应证,不能受经济利益驱动而应用于能自然生殖的夫妇。供精、供卵、供胚胎应以捐赠助人为目的,禁止买卖。但是,可以给予捐赠者必要的误工、交通和医疗补助。实施现代生殖技术后剩余的胚胎,应由胚胎所有者决定如何处理,但禁止买卖。

3.护士的伦理责任

(1)遵守伦理原则,开展宣传教育工作:现代生殖技术不仅仅是医学技术,还涉及伦理、法律、宗教以及心理等。因此,护士在实施这种技术时要避免单纯的技术观点,对其引发的伦理道德问题要有一个比较清醒的分析和认识,严格遵守上述的各项伦理原则。同时,护士也有责任帮助接受现代生殖技术的夫妇确认自己的态度,说明将来可能面临的一系列道德、法律或其他问题,使之做好心理准备,并协助医生为接受者实施现代生殖技术,同时尽力保障手术的安全、有效。

(2)正确认识克隆技术:对克隆技术,护士除了遵守我国政府的规定之外,也应关注为人类的正当利益而有效地发展和使用无性生殖技术,使无性生殖技术为人类的幸福服务。如克隆植物和动物,以培育出优良的作物和动物品种以及时挽救濒危的植物和动物;克隆人的组织和器官,为人的器官移植提供无排斥反应的组织和器官,如在意外中失去一条腿,用克隆技术而重新"长出"一条腿,这无疑是一大福音;对罕见的遗传病和疑难疾病,利用无性生殖技术探讨其预防的新途径、新方法等。同时不要惊慌失措，即使有朝一日能够克隆人，也不可能复制出完全相同的人，基因并不能决定人的一切，况且人是社会的人，具有社会属性，人的成长过程会受到教育、人际关系、社会环境等不同因素的影响。"科学是一把双刃剑"，善良的人们可以利用它来为人类服务，为人类造福，而邪恶的人们却能用它来危害人类的生存。任何科学技术的发展，都有利有弊，只要人类正确运用克隆技术，那么它一定会有益于人类。如果我们只看到它的弊端，而停滞不前，那么人类社会就不会有发展，也不会有进步。

七、护理道德的教育、修养

（一）护理道德教育

护理道德教育就是有计划有组织地向护士传授护理道德方面的知识、施加系统的道德影响、为塑造良好护理道德品质打下基础的道德活动。

护理道德教育的对象是护士，这里的护士不仅包括医学院校的护理专业学生，而且包括已经工作在护理战线上的护士。

1. 护理道德教育的途径和过程　为了使护士真诚接受和遵循护理道德，往往不仅需要传授"应该如何"的护理道德规范的内容，而且更要传授"事实如何"和"为什么如何"的内容。既要注重 HOW 的教育，又要注重 WHY 的教育，否则学员就不会从内心真正认识到教育内容的重要性，不会真正形成提高道德品质的动力。

护理道德教育是一种对护士施加护理道德影响的活动，这种活动的显著特点是有目的性、有计划性、有组织性。这是由护士道德品质的构成要素决定的，因为教育和修养的目的是为了培养护士的护理道德品质，而护理道德品质的首要要素是认识，然后是情感，这都需要由护理道德教育来完成。但如果只有认识和情感的因素，没有意志的因素，道德就不会体现在行为中，也就不成其为道德。一般来说，道德教育要通过如下的过程：提高道德认识、培养道德情感、磨练道德意志、坚定道德信念、养成道德行为习惯。而磨练意志和养成行为习惯更主要靠修养来完成。

2. 护理道德教育的方法　道德教育的重要性是妇孺皆知的。但是道德教育的实施是非常难的，不仅因为我国有"道德政治化"和"道德说教"等不良传统，同时，"做人"是人生中最难的，需要用一生去实践。要想真正转变一个人的观念或让其真正信服某个观点不是轻而易举的事，但这也是最有意义的。要知道："要别人同意你的观点比请求别人的宽恕更难"。具体来说，护理道德教育有如下几种方法：

（1）言传和身教法——身教胜于言教：言教法是教育者通过语言，向受教育的护士传授护理道德规范等护理伦理学知识的护理道德教育方法，在我国是对护理专业学生进行护理道德系统理论和实践教育的主要方式。身教胜于言教是人人皆知的道理，"正人先正己""己不正焉能正人？"这说明，护理带教老师对护理专业学生的影响和护理管理人员对护士的影响等非常巨大，也说明结合临床来进行教育是非常可取的方法。

一方面,在临床见习和实习阶段结合护理实践进行教育,可以检验护理道德的理论价值;另一方面，临床教师在护理道德上的身体力行，会对护理专业的学生起到很好的示范教育作用。

在护理教育中，应坚持护理伦理学理论教学和临床实践教学相结合的教学模式。身教的方法，最好的途径是由护理专业的教师来完成，即在护理专业知识学习的过程中，融入伦理学的内容，即体现了伦理学存在于护理实践中的本来位置，让学生体会学好伦理学的可见性、真实性，也是提高护理专业教师队伍职业道德素质的好方法。

（2）榜样方法：是教育者引导接受教育的护士模仿、学习某些护理道德高尚者的道德教育方法。榜样的力量是无穷的，模仿是人的天性，每一个人总是自觉或不自觉地以一些人为榜样而去模仿他们。这样护理道德的教育者，就可以确立一些道德高尚的护士为榜样，引导受教育的护士模仿、学习这些榜样的护理医学品德，使她们的品德逐渐与榜样的品德接近、相似、相同。

在选择榜样的时候，应该注意到榜样的理想性和现实性。所谓榜样的理想性，指榜样应该是受教育的护士追求的护理道德目标。榜样应该起到引导人们护理道德进步的作用，否则，就是失去了其榜样性作用。所谓榜样的现实性，指榜样使受教育者通过努力可以模仿的。榜样应该是可遇可求的真实的人，不是可望不可及的。另外，也要根据你的教育目的，如只是开始阶段的提高护士责任心的教育，不能选择那些品德超常，牺牲自己甚至家庭的幸福来献身护理事业的实例，这样不符合多数护士的心理和道德承受能力，是不现实的。

其他的还有奖惩方法，可作为补充，但不应当作为主要的方法运用在道德教育中，而主要应该以理服人、以情动人、以境育人，创造良好的氛围。

在护理教育中，提高认识相对容易，只要论证充分，说得有道理，人们一般就能够在理论上接受，但在情感上能否接受，还需要一个过程，这就需要在道德教育中要尽量缩短情感转变的时间。在一个关于护士的电视节目中，有个护士说起自己为什么从事这个专业，是因为在小的时候，做阑尾炎手术，进到手术室后，自己非常紧张害怕，在打麻药时，一个年龄大一点的护士走过来让她把头和膝蜷起来靠在她的身上，这时她就感觉是妈妈在自己的身边。这种温馨的感觉在她的心中永远挥之不去，也是她今后从事这个工作的一个主要原因。从这个实例中可看出，转变情感虽然不容易，但情感一经转变，其力量非常大，而且容易持久。

（二）护理道德修养

主要是指护理人员在长期的护理工作中根据护理道德原则和规范，自觉、有意识地努力学习和践行护理道德，培养自身护理道德判断与实践能力，形成一定护理道德品质过程。它是护理人员自觉地将护理道德要求和规范转变为个人内在的道德品质的过程，是完善自身道德人格的道德实践。与护理道德教育"要我"养成的特点不同，护理道德修养体现的是一种"我要"养成的自觉性。护理道德修养包括动态和静态两层含义。从动态角度上讲，护理道德修养是指护理人员自觉进行道德品质养成的动态过程；从静态角度上讲，护理道德修养是指经过这种动态的持续过程，在护理人员行为中所积淀的稳定道德品质状态。

1. 护理道德修养的特征

（1）护理道德修养是一种自觉的思想斗争，是道德个体的自律。护理道德修养是建立在高度的自觉性基础之上的，它并不是外来强制灌输的结果，而是一个人在内心中自己"跟自己打官司"。

（2）护理道德修养是护理人员内在道德需求的体现。道德需求是人的需求层次中的较高类型。无论现实的医疗活动如何功利化，护理人员终究还是希望自己的职业能得到一种道德上的承认与提升。这反映到护理人员个人身上，就会产生进行道德修养的自觉。

（3）护理道德修养是一个长期渐进的过程。护理道德修养的形成不是一朝一夕的事情，须经过长期艰苦的磨练和坚持不懈的努力才能达成。

2. 护理道德修养的意义

（1）护理人员的护理道德观念要通过护理道德修养才能逐渐形成：护理道德怎样才能成为护理人员的内心信念，护理道德教育是途径之一，但护理道德修养是一条更为重要的途径，因为归根结底护理人员的道德品质还是需要依靠护理人员在自我教育、自我锻炼和自我改造中形成的。

（2）护理人员的护理道德评价能力要通过护理道德修养才能提高：护理道德修养与护理道德评价有着密切的关系，护理道德评价的能力是护理道德修养中的重要因素。如护理人员认为以自己的技术来谋私利是不道德的，从而在医疗活动中，拒收患者的任何酬谢，这就是通过对某一不道德行为的正确评价，而选择了道德的行为。所以，护理道德修养是通过护理人员的护理道德评价的方式来实现的。而道德修养的结果，直接表现为护理人员的自我评价能力的提高，它是推动护理人员实现更高的护理道德境界的动力。因此，重视护理道德修养对于提高护理人员的护理道德评价能力是十分重要的。

（3）护理道德修养对于建设文明社会具有重要作用：护理道德修养不仅对个人、对医院建设是必要的，对社会也有重要意义。医院是社会的一个窗口，它汇集着社会上从事各种职业的人，可以说，护理人员在医院肩负着双重任务，既是患者疾病的护理者，给患者带来身体的健康，又是道德的传播者。护理人员的护理道德修养高，以严肃、认真、和蔼、热情的态度对待患者，这样人们就可以从护理人员身上感受到社会充满着人间的温暖，从而促进社会精神文明的建设。所以，护理人员的护理道德修养对社会的进步也有重要的意义。

3. 护理道德修养的一般方法

（1）学习求知：苏格拉底说：知识即美德。没有一定知识作为前提，护理人员的道德修养是无法进行下去的。因此，要进行护理道德修养，首先应该自觉加强学习。这种学习求知包括三个方面：首先是自觉努力学习护理专业知识。表面上看，这种知识与护理道德修养没有关系。但是护理道德修养不是为修养而修养的。修养的目的最终还是为了更好地为患者提供优质的护理服务。这就需要护理人员具备高超的护理专业技能。没有这种专业知识储备，护理道德修养就成了无本之木。其次是自觉努力学习护理道德知识。护理人员要进行道德修养，首先要明白什么是善、什么是恶、为什么要进行道德修养以及如何进行道德修养等问题。而这些问题都需要通过对道德知识的了解掌握来获得答案。没有护理道德知识的储备，护理道德修养则变为无源之水。最后是自觉学习身边楷模，孔子在《论语·述而》中说："三人行，必有我师焉；择其善者而从之，其不善者而改之。"护理人员在进行道德修养时应注重学习身边楷模，这样能大大促进自身道德修养的形成。

（2）内省自讼：自省自讼的方法在我国源远流长。《论语·里仁》就说："见贤思齐焉，见不贤而内自省也。"这种方法要求护理人员经常就自己的品行是否合乎护理道德的要求进行自我反省，通过自我反省随时了解、认识自己的思想、意识、情绪与态度。这实际上是一个对自身道德品行的进行自我检查、自我评价的过程。这一过程可能是在某种条件下的灵光一现，也可以是一个护理人员长期持之以恒的行为，而真正能够使护理人员个体道德修养得以提升的，只能是后者。

（3）克己自律：克己的方法是指护理人员应尽量自觉克制自己不正当的欲念，时刻将自己的思想和行为置于道德规范容许的范围之内。《论语·颜渊》记载：颜渊问仁。子曰："克己复礼为仁。一日克己复礼，天下归仁焉。为仁由己，而由人乎哉？"颜渊曰："请问其目。"子曰："非礼勿视，非礼勿听，非礼勿言，非礼勿动。"颜渊曰："回虽不敏，请事斯语矣。"

自律是德国著名思想家康德提出的。自律就是要求"人为自己立法"，自觉地遵守道德规范。克己是要求"不得违背"，自律是要求"自觉遵守"，二者从正反两方面说明了在护理道德修养过程中，护理人员面对护理道德的行为态度。

（4）注重慎独：慎独的方法是指护理人员在自己独处、无人监督的情况下，要求自己按照既定护理道德要求行事。这是护理人员最难做到的，同时也是最重要的道德修养方式，它需要护理人员完全凭借自我的道德克制力来对个人内心深处比较隐蔽的意识、情绪进行管理和自律。《中庸》中说："天命之谓性，率性之谓道，修道之谓教。

道也者，不可须臾离者也；可离、非道也。是故君子戒慎乎其所不睹，恐惧乎其所不闻。莫见乎隐，莫显乎微，故君子慎其独也。"古希腊的德谟克里特也曾说过："要留心，即使当你独自一人时，也不要说坏话或做坏事，而要学得在你自己面前比在别人面前更加知耻。"

注重慎独的方法在护理道德修养上尤其重要。护理领域的特殊性就在于护理行为大多数是护理人员个体在无人监督的情况下进行独立完成。这时，护士的慎独修养就直接关系到护理质量的高低了。例如，在药物治疗中，有的护士图省事，不管患者需要加药物种类的多少，将所加药一瓶接一瓶几乎在同一时间加入要输的液体中；消毒时一签多用，一针一管多次抽吸多种药品；只管一瓶一瓶将药物加好，不注意药物的先后次序；将全天药液配制完毕等待使用，使某些药物随着时间延长而效价降低；还有的护士将两次静脉输注的抗生素一次使用，或者缩短两次注射时间，这都是用药安全的一大隐患。总之，为了更好地完成护理工作、维护患者利益，护理人员应加强"慎独"修养，努力达到"慎独"境界。

相关链接

> 毋庸置疑，一个护理人员必须十分清醒，绝对忠诚，有适当信仰，有奉献自己的心愿，有敏锐的观察力和充分的同情心。她需要绝对尊重自己的职业，因为上帝是如此信任她，才会把一个人的生命交付在她的手上。
>
> ——弗洛伦斯·南丁格尔

（5）积善为德：护理道德修养是一个漫长而艰苦的积累过程。正是在这种逐步的积累过程中，护理人员的道德品质才能完善起来。这时，护理人员应注意从实际出发，从细微处出发，大处着眼，小处着手，做到"勿以恶小而为之，勿以善小而不为"。这点在护理工作中也显得非常重要，因为许多护理工作都是非常琐细的，护理人员如果要进行道德修养，就应该自觉从自身那些细小的工作开始。我们知道，所有的药大多要通过护士的操作后进入到患者体内，其质量直接关系到患者的安危和药效的发挥。但对于这些每天都重复操作的事情，有的护士就以为没什么大不了的，图省事、不严格按照操作规程，或简化程序来操作。如切安瓿时，省略对瓶颈锯痕及砂轮的消毒，加药过程中反复刺输液瓶塞等，无形中造成了更多的药液微粒的污染。这在有的护士看来是小事，但对于患者来说却是大事。只有从这些小事做起，积善为德，才能真正提高自身的道德修养。

（6）坚持实践：每个人都想使自己的道德修养达到一个高的境界，这是自然的倾向。但真正按照这个方向去做，是需要一种意识，可以用"用敬"这个词表示，即护士确定合乎道德的护理行为动机是经常的，并经常打算从事合乎护理道德的护理行为。但把这个动机变成行为，就需要经常地实践。正如《论语·学而》中曾子云："吾日三省吾身：为人谋而不忠乎，与朋友交而不信乎？传不习乎？"这既是关于反省的典型例子，也是关于实践自己所学习的知识。只有持之以恒，坚持实践，才能达到孔子的"吾十有五而志于学，三十而立，四十而不惑，五十而知天命，六十而耳顺，七十而从心所欲，不逾矩"的境界。

八、护理道德的评价

（一）护理道德评价的含义

护理道德评价是护理人员在职业工作中经常进行的一种重要道德活动。它是人们根据一定的护理道德标准，通过社会舆论、内心信念和传统习俗等方式表现出来对护理职业中的诸多现象所做出的善恶判断。评价是一种非常广泛的社会现象，从广义上讲，一切主体对客体属性与主体需要之间的关系所做的一切反映和判断都可以称为评价。所以，我们通常把大小、黑白之类的都笼统地称为评价。但这类评价与道德评价是不一样的。道德评价是一种价值判断，而大小、黑白之类的评价是一种事实判断，二者之间存在显著的区别。例如，我们说："叶欣是一名护士"时，这是一个事实判断，不涉及我们对叶欣护士的价值评价；但当我们说："叶欣是一名舍生忘死抗击非典的优秀护士"时，做出的却是一个价值判断，表明了说话者对叶欣护士的道德评价。护理道德评价一般分为他人评价和自我评价两大类。所谓他人评价，是指社会对医疗单位或护理人员的职业行为做出的是非、善恶的判断。它既可以支持、赞扬和鼓励高尚的护理行为，促进护理人员良好道德品质的养成，也可以批评和谴责不道德行为。所谓自我评价是指护理人员对自己的职业行为所作的道德评判。他人评价和自我评价是护理道德评价的基本形式。由于各个评价主体所处的利益关系，所秉持的道德观念不尽相同，因此，对护理工作中的同一现象可能做出不同的评价结果。这就是护理道德评价的"多元"现象。对于这种多元现象，护理道德需要予以正确的引导。

（二）护理道德评价的构成

从逻辑上讲，一个护理道德评价的顺利展开需要评价主体、评价标准、评价对象、评价依据四大要素，其基本结构见图2-2。

在这个示意图中，护理道德评价主体是做出评价的人，主要有护理人员，也包括社会公众。没有评价主体就不可能有护理道德评价的出现。同时，护理道德评价也离不开评价对象，否则评价就是无的放矢的评价。评价的对象有很多，比如某种规章制度、某个新闻事件、某护士的护理行为等。这些对象大多离不开相关当事人的行为，因此，我们简略地将评价对象归纳为护理人员的行为。评价主体和评价对象构成了护理道德评价的基本结构。除此之外，护理道德评价还有评价标准和评价依据两个构成要素。评价标准就是评价主体在评价对象时所根据的一系列尺度。不同的人可能有不同的评价标准；其中有一些是符合护理道德要求的，而有一些是有悖于护理道德要求的。在日益开放的现代社会，我们应该宽容不同的人依据不同的评价标准对护理工作中的现象做出自己的道德评价。但这种宽容不能陷入道德相对主义的泥沼，以为做出什么样的护理道德评价都是同样正确的。对于一个社会的护理职业来说，护理道德仍然有着其稳定、客观的标准。任何人做出护理道德评价都不应违背这些护理道德标准，否则我们只能说他可能做出了一个违背护理道德要求的"道德评价"。这个稳定客观的护理道德评价标准包括：有利于患者权益；有利于护理事业的发展；有利于社会的进步。在护理道德评价的构成要素中，评价标准来自于评价主体，评价依据则来自于评价对象。以现象学的观点来讲，每一个评价对象都是一个无限的现象集合。人在评价这个对象时不可能穷尽其中所有的信息，而是会从中挑出主要的信息来作为自己进行评价的依据。这种评价依据主要有两对：一是动机与效果；二是目的与手段。

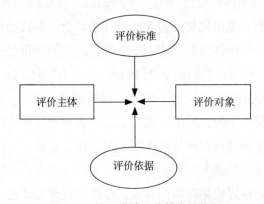

图 2-2　护理道德评价基本结构图

（三）护理道德评价的依据

评价依据是护理道德评价的构成要素之一。它是评价对象中用来供评价主体做出道德评价的决定性因素。这种评价依据主要包括动机与效果、目的与手段。

1. 动机与效果　动机是指引起人们行为趋向的具有一定目的的主观愿望和意向。效果是指人们按照一定的动机去行动所产生的结果。它们都是主体做出护理道德的重要依据。怎样看待动机与效果在护理道德评价中的地位和作用，这是护理道德评价中一个极为重要的问题。在护理伦理学上，曾围绕这个问题进行过长期的争论，形成动机论和效果论两种对立的观点。动机论者认为：动机是评价护理行为善恶的唯一依据。只要是出于善良动机的行为，不论其效果如何，都是合乎道德的。与此相反，效果论者则片面强调行为的效果在道德评价中的作用，完全否定动机的作用，认为效果的好坏是判定护理行为善恶的唯一依据：只要效果是好的，不管其动机如何，这个护理行为都是善良的；只要效果是坏的，这个行为就是恶的，不符合道德的。实际上，单纯的动机论或效果论都是片面的。在道德评价中，离开效果，判断没有客观准绳；离开动机，也必然会产生片面性，因此，应当在护理道德评价中坚持动机与效果的辩证统一。

2. **目的与手段**　护理目的是护理人员在护理行为中所期望达到的目标，护理手段则是护理人员为达到某种目标所采取的方法和途径。在进行护理道德评价时，我们需要对护理行为的目的与手段都展开详尽的道德评估；不能以目的证明手段，认为只要目的合乎道德，就可以不择手段；也不能以手段证明目的，以为手段合乎道德就可以用来实现任何目的。不管是目的还是手段，任何一个方面违背护理道德，都会影响到对该护理行为的整体道德评价。

我们知道，护士的基本任务有四个方面:减轻痛苦、恢复健康、预防疾病和增进健康。这四大基本任务就是护理人员开展护理工作的应当目标。一个护理人员在护理工作中所期望达到的目标不能违背四大目标，否则就可能得到护理道德的负面评价。护理目的与护理手段相互联系，相互制约。目的决定手段，手段为目的服务。目的和手段是辩证统一的。一般来说，护理目的与护理手段是一致的，大多数护理人员都会根据护理目的来选择恰当手段。这种对手段的选择应该符合以下几个条件∶①选择的护理手段应该是经过实践证明行之有效的。那些未经严格的临床实验证明为有效的手段都不能采用，应把护理实践研究与临床护理严格区别开来；②选择的护理手段应该是效果最好的、最安全的、痛苦最少、耗费最少的手段；③护理手段的选择应该与病情的发展程度相一致；④护理手段的选择应考虑到可能的社会后果。

（四）护理道德评价的方式

护理道德评价的方式是指护理道德评价所表现形式和载体。通常，护理道德评价的方式有三种。

1. **社会舆论**　是指公众对某种社会现象、事件或行为的看法和态度。它表现为社会或公众对一个人的行为和品质的赞扬或谴责，是一定社会或团体对人的行为施加精神影响的一种形式和力量。它既反映了现实的人与人之间的道德关系，又对调整人们的道德行为起着重要作用。在护理实践中，众人的议论能够形成强大的舆论压力和精神力量。如果护理人员的护理行为是高尚的，就会受到社会舆论的赞扬。反之，不良的护理行为就会受到舆论的谴责。这样，社会舆论就成为道德评价的一把尺子，可以督促护理人员反省自己，约束自己的思想和行为。

2. **传统习俗**　是指人们在社会生活中长期形成的一种稳定的、习以为常的行为倾向。它是一种行为准则，又是护理道德规范的重要补充。它用"合俗"与"不合俗"来评价护理人员的行为，判断护理人员行为的善恶，用以支配护理人员的行为。由于传统习俗同人们传统的观念、心理和习惯紧密结合，这就使其具有稳定性和群众性，对护理人员的行为有很大的影响。进步的、积极的传统习俗对护理道德的形成具有促进作用。如祖国传统医学道德中"赤诚济世""一心赴救"等美德就被纳入护理道德规范的范畴,使其发挥更大的作用。而对于那些消极、落后的习俗,如"男尊女卑""多子多福"的传统伦理思想,则要坚决抵制,不能让其成为新的护理道德风尚的阻力。因此,在护理道德评价中,必须对传统习俗的性质和作用进行具体分析,取其精华,弃其糟粕。

3. 内心信念　是指人们对某种观点、原则和理想等所形成的真挚信仰。对一个护理人员来讲,内心信念是护理人员发自内心的对护理道德原则、规范或护理道德理想的正确性和崇高性的笃信,以及由此而产生实现相应护理道德义务的强烈责任感。它是护理人员进行护理道德选择的内在动机和护理道德品质构成的内在要素。因此,它是护理道德评价一种重要方式。内心信念是人们对自己的行为进行善恶判断的重要力量,护理道德评价的作用正是通过职业良心来发挥作用的。当护理人员履行了符合自己道德信念的道德义务,竭尽全力护理患者时,就会对自己合乎护理道德的行为感到心安理得、内心无愧,得到一种精神上的满足,形成一种信念和力量,并将在今后继续坚持这种行为。而当自己在护理工作中出现了某些差错,给患者带来一定痛苦或损失时,即使未被他人察觉,不曾受到社会舆论的谴责,也会受到良心的责备,而感到羞愧不安,促使自己作自我批评,并在今后尽力避免再发生类似的行为。这就说明内心信念在道德评价中起着自知、自尊、自戒和不断自我完善的重要作用,是护理人员进行自我调整的巨大精神力量。

 课后思考

1. 如何提高护理质量?

2. 护理质量评价的意义是什么?

3. 伦理与道德之间的关系是什么?

4. 在护理实践中应该具备哪些护理道德要求?

5. 护理道德教育与护理道德修养有什么不同?

6. 护理道德教育的过程有哪些?

第三章 感受护理人文修养

Guide 学习目标

1. 掌握护士人际沟通修养；人文关怀和人文护理的定义。

2. 熟悉人性化护理的管理流程；护士人际关系修养。

3. 了解人性化护理服务理念及人性化志愿服务；学会妥善处理护患、护际、医护关系。

第一节 护士人际关系修养

案例导入

　　小琴是家里的独生女，上大学之前从来没有居住过集体寝室，上大学之后和五湖四海的同学们住到一起，刚开始感觉很新鲜，慢慢地她就在同学面前有很多的抱怨，有一天找到辅导员倾诉自己的苦恼：我的上铺每次爬上床时动静都非常大，有时候半夜换睡觉姿势还发出很大的动静；寝室小琪每次用厕所的时间都特别长；寝室同学小露每天早上起来很早动静很大，其他人根本没办法入睡；小梅经常把书桌弄得乱七八糟，寝室值日经常性忘记倒垃圾；寝室室长根本就没有发挥其作用调节关系，还经常拿错别人的水壶，等等。

　　小琴觉得这些同学都没法相处，她认为其他五个成员经常有意无意将她划拨到群体之外，她想调换寝室。

思考

1. 寝室成员所表现出的问题是小琴不能和他们友好相处的本质原因吗？

2. 在异质性很强的群体中我们应该如何建立人际关系？

　　显然，小琴和寝室成员间的问题不是其他成员一方的原因，人际关系是双方的，需要双方共同建立和维护，在异质性强的群体中我们应该遵循人际关系的原则，经常思考人际关系的影响因素，这样才能与他人建立起健康、和谐、长久的人际关系。本节将要介绍有关人际关系的内容。

一、人际关系概述

（一）人际关系的概念

人际关系（interpersonal relationship）是指人们在一定社会条件下，通过相互认知、情感互动和交往行为所形成和发展起来的人与人之间的相互关系。它不仅折射在交往互动中人与人之间的直接心理关系与距离，也反映互动双方满足自身社会需要的心理状态，互动双方社会需求满足的程度决定了彼此人际关系的发展变化。这既是一种物质关系，也是一种精神关系。

自 20 世纪初美国人事管理协会最先提出人际关系一词后，引发了诸多领域学者们的关注，基于不同学科的研究对象和关注点不同，对人际关系的解释也不同。行为科学家更关注人与人之间的行为关系，他们认为行为关系背后反映的是互动双方的交往状况；社会心理学家认为人际关系反映的是关系双方的心理距离远近，因此，人际关系也就是人与人心理上的关系；社会学家认为人际关系是一种基于直接交往而形成社会关系。

人际关系从属于社会关系的第三层次，在整个社会关系系统中属于最低层次，属于微观关系，其以感情心理为基础，与个体及其相应社会行为有着直接联系。这种存在人与人之间的相互关系更具体讲存在于人与人的认知、情感和行为之中，即彼此认知是建立人际关系的前提，情感互动是这一关系的重要特征，行为交往则是这一关系的沟通手段。

被誉为"中国式管理之父"的曾仕强老师在其《圆通的人际关系》一书中曾谈到：管理中国人要靠中国式的管理，而中国式管理中最重要的部分，就是人际关系管理，由此，人际关系的重要性可见一斑。

（二）人际关系的原则

每个人都是这个世界独一无二的存在，正是这种唯一性决定了人与人之间的相互交往具有个体差异性。每个人有基于公共环境、自身处境、所受教育、个性特征等的人际关系基本取向，这是在个性体系的形成过程中所发展而来的。因此，要建立不同类型的良好人际关系，必须牢牢把握好人际关系的原则。

1. 平等原则 人与人的交往互动过程中，每个人都希望被肯定，被喜欢，被接纳，这不仅是自尊的需求，也是一种防止自我价值被否定的自我保护倾向。所以，要建立良好的人际关系，把握平等待人的基石作用非常重要。所谓"平等"是指人们在交往互动过程中，在政治、经济、文化、人格等诸多方面处于相等同的地位，享有等同的权利，特别要注意是互动双方的人格平等。在人际交往中注重平等原则，要求互动的双方在价值、情感、地位、交往频率、交往获得感等方面都尽可能对等，这样更有利于良好人际关系的建立。

2. 诚信原则 所谓诚信原则是指在人际交往中要以诚相待并信守承诺。诚信不仅是企业的立业之基，也是个人的立身之本，更是中国传统文化最崇尚的道德信条。诚信的本质使互动双方能真切地认识到对方人际交往的社会需求，为后续的思想沟通和情感交流奠定了稳固的基础。中国人自古以来强调"言而有信"，在中国的文学中还有"一诺千金""言出必行"等信条，实则都在强调人际关系中的守信原则，这一原则要求我们在人际关系问题的处理中，不要轻易承诺，一旦承诺就要尽自己的最大能力去做，让互动对方感受到自己信守诺言的本质，这样才能产生信任感，才能让人际关系良性发展。

3. 把握好"度"的原则 所谓"度"的原则，指的是在人际关系处理中分寸的掌握。交往对象的不同、场合的不同，都对人际交往程度有不同的要求，何时何地谈话需要重点突出简明扼要，何时何地需要找寻感兴趣的共同话题，何时何地能畅所欲言，何时何地需要注意少提敏感话题，等等，都是我们在适度原则中需要仔细思考和注意的方面。把握好"度"的原则要求我们在人际关系的处理上热情适度、忍让适度、表露适度、谦虚适度、信任适度、幽默适度、期望适度和频率适度。把握好"度"的原则才能让人际关系的发展更长久、更健康、更和谐。

4. 远离"负能量"原则 在人际交往中，绝大部分人的内心都是趋利避害的，人们建立人际关系时都具有选择性，所谓的选择性是选择那些对自己、对他人、对社会无害或是有益的人来建立相应的关系，所以要想在人际交往中建立良好的人际关系，必须做一个远离"负能量"的人，不做"负能量"的首发者、传递者和吸收者。

5. 不吝赞美原则 不吝赞美顾名思义不吝惜对他人的赞美，这一原则前提是培养自己善于发现美的品质，恰当的赞美会增进彼此的友谊，维护良好的人际关系，但是浮夸的、不切实际的赞美非但不能成为人际关系的润滑剂，反而会成为阻碍因素。

6. 伦理原则 中国人的人际关系实际上是人伦关系，所以在人际关系建立和维护时需要融合伦理的观念。《三字经》中强调"父子恩，夫妇从。兄则友，弟则恭。长幼序，友与朋。君则敬，臣则忠。"较为完善的提到了不同角色在人际关系中的要求与期望。伦理原则要求我们在人际关系的处理中特别注意长幼尊卑，切忌尊卑无序，否则就会破坏人际关系。

（三）人际关系的影响因素

曾仕强老师曾经如此定义人际关系——每个人都有能量，不同的能量相碰撞会产生磁场，产生磁场后，彼此调整自己的频率，就形成了人际关系。不同的能量包括了每个人的个性特征和价值取向，彼此调整频率包括了交往的频率和空间的距离，以及在这段关系中彼此内心的期望满足程度，也就是我们通常所说的影响人际关系的因素，

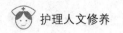

具体而言有以下几个方面。

1. 交往频率　所谓交往频率，是指在某一时间段以内彼此交往的次数，是描述交往活动频繁程度的量。交往的频率既是亲密人际关系的基础，同时亲密的人际关系也能够促进交往频率的提高。值得注意的是交往频率不是亲密人际关系的唯一决定因素，在能促成亲密关系的交往内容之下频率才能起到更好的作用，否则没有意义的频率增加并不能给人际关系带来实质性的变化和进展。

2. 价值取向　价值取向是指一定主体基于自己的价值观在面对或处理各种矛盾、冲突、关系时所持的基本价值立场、价值态度以及所表现出来的基本价值取向。价值取向之所以能影响人际关系，在于共同的理想信念价值等更能促成人际交往双方的共鸣，有共鸣点就容易达到"英雄所见略同"的良好状态。所以价值取向的相似是促进人际关系的重要因素。

3. 个性特征　所谓个性就是个人性、个别性，即个人在思想、意志、情感、性格、品质、态度等方面不同于他人的特质，具体的外在表现就是个人的言语方式、行为方式和情感方式等等。换言之，个性就是个人所拥有的不一样的能量，这些能量是否有助于后期磁场建立后频率的调整关系到人际关系的亲疏程度。基于个性特征对人际关系的影响，个人在人际交往中要找寻自身的闪光点和积极培养良好的个性品质。

4. 空间距离　尽管随着科技的发展，人与人之间的交往已经超越时空性，但不可否认的是空间地理位置的越接近，越能形成实质性的亲密人际关系，这是由于空间位置在人际关系中的优势所决定的。中国人常讲"远亲不如近邻"，不仅强调邻里关系的重要性，也从另一方面强调空间位置在人际关系中的重要性。

5. 期望满足　基于社会学家霍曼斯和布劳的社会交换论而言，人与人之间的互动都是在交换物质或者非物质的东西，不管是物质的还是非物质的东西，都说明在这段人际关系中，人们对关系的建立和维持有着一定的期待。一般来说，当人们在社会互动中感觉自己持续性地得到了回报，就有可能形成并维持人际互动的稳定模式。

相关链接

最受欢迎的八项人格特质：正直、诚实、忠诚、善良、真诚、理解、开朗、信任。
最不受欢迎的八项人格特质：自私、卑鄙、冷酷、贪婪、欺骗、残忍、撒谎、古怪。

二、护理工作中的人际关系

（一）护理人际关系的概念与特征

护理人员在工作过程当中所形成的多种网络人际关系的总和，被称为护理人际关系。也就是说以护士这个特殊的社会群体为中心，围绕着护士的工作，包括临床护理和卫生保健等实际展开的因服务或工作关系而建立起来的相互联系。具体而言包括了医护关系、护患关系和护际关系，其中护患关系不仅包括护士与病人的关系，还包括护士与病人亲属等所产生的相互联系，其特征大致包括了以下几方面：

1. **专业性** 与一般的社会性人际关系不同的护理人际关系是一种更为专业性的人际关系，这种专业性体现在关系的开展是为了解决特定的医疗护理问题或者完成特定的专业任务。值得说明的是，护理人员与其他医务人员之间的专业性问题关系并非完全区别于一般的社交性人际关系，相反可以说，与一般的社交性的人际关系有一定的融合。让医护人际关系不仅具有专业性，也具有一定的情感色彩。

2. **复杂性** 护理人际关系的复杂性源自于其服务对象的异质性及流动性。所谓异质性，指的是这些具有生命和情感的独立个体，在进入护理人际关系的时候，带有自己的独特的社会文化背景以及相应的生活经历。他们具有差异性的精神心理需求、社会文化需求以及生理方面的需求都增加了护理人际关系的复杂性。此外，现阶段由于医疗资源的分配不均以及相关医疗保险制度的制约等原因，导致了患者经常性的流动。患者流动决定了护理人际关系的暂时终止或向外部延伸，也在一定程度上增加了护理人际关系的复杂性。

3. **时限性** 时限性主要体现在护患关系方面，是由护理专业任务的特定时间跨度所决定的。从患者入院时关系的建立到患者康复出院时关系的终止。

4. **公众性** 公众性的特征源自于护理工作的社会性，全社会的所有成员都是护理服务的对象。护理人员在与护理服务对象建立和经营关系时所代表的不仅仅是个人或者医院，从更宏观层面讲，护理人员在这段关系中代表的是国家的社会保障体系。护患关系的状态影响的不仅是医疗组织机构的形象及声誉，甚至影响整个医疗行业的形象和声誉。

（二）建立良好护理人际关系的意义

科学恰当的处理护理人际关系是从实际上遵循护理人际关系的客观性。小而言之，其重要的现实意义体现在满足每个护士的主观愿望，从而营造出良好的工作氛围，在良好的氛围中促进自身身心健康及事业的发展；大而言之，其重要的现实意义在于促进护理学科的整体发展。具体意义体现在以下几个方面：

1. **有助于护理工作效率的提高和效果的提升** 良好的护理人际关系最直接的表现就是信任感的增加，无论是护患之间的信任感提升，还是医护、护际之间信任感提升，都能让护理人员高效地完成必要工作。所以，有很多学者强调良好的护理人际关系是做好各项护理工作的前提和保证，医护、护患、护际关系所体现的相互信任与协调是发挥护理人员人际枢纽作用的重要保证。从护理工作效果提升方面而言，良好的护患

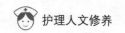

关系有利于病人资料的收集和资料准确性的保证，为下一步的护理目标和护理计划提供可靠依据；良好的医护、护际关系有利于医护人员之间更好的配合，提高病人对护理工作、医疗工作的满意度。

2. 有助于和谐人际氛围的构建　在各级医疗机构以及其他健康服务机构中，良好和谐的社会心理氛围的构建有赖于护理人员与服务对象之间所形成的和谐人际关系，因为在这类人关系中映射着相互信任、相互理解、相互关怀的正能量。这是一个良性循环圈，医护人员在具有良性社会心理氛围的工作环境中，心理需求得到满足，工作情绪正面积极，能够更竭诚地为病患服务。

3. 有助于护理人员在情操陶冶和才能发挥中满足自我实现的需求　马斯洛的需求层次理论将人的需求分为了五个层次：生理需求、安全需求、社交需求、尊重需求和自我实现需求。人际交往不仅满足了个人物质或精神的需要，同时也能让互动双方完成认识上的相互沟通、情感上的相互交流、性格上的相互影响、行为上的相互作用等，在服务过程中建立人际关系的实质也是对自身人格的净化和情操的陶冶。在良好的人际关系中，自身的个性品质得到优化，能力得到发展，知识得到更新，在关系的调节中不断完善自我，最终满足人的最高需求——自我实现。

4. 有助于促进护理学科的发展并适应医学模式的转变　传统的医学模式还未能准确认识到社会及心理因素对健康和疾病的影响，随着科技和医学的进步，人们逐渐意识到了这一重要性，于是"生物－心理－社会医学模式"应运而生，护理人员在良好人际关系的建立和维护中，势必从提升服务品质上入手，然而服务品质的提升又与护理人员对病人的主动关心、积极服务以及病人心理状态的良好把握、有效沟通与疏导等分不开，在过程进行中护理人员需要掌握更多的社会科学、人文科学等方面的知识，这有利于适应医学模式的转变。

第二节　护士人际沟通修养

☞ 案例导入

　　晓亮从进入大学的第一天起就对班上女同学小美产生了好感，很想找机会表达这种好感，可是羞涩的晓亮屡屡错过了机会。时间如白驹过隙，很快到了大四毕业季，晓亮用着传统的方式买了一个笔记本请班上的同学给自己留言，他把笔记本交给小美后在紧张焦虑中等待了一天的时间，拿回笔记本之后发现小美给他的留言只有一个字"您"，晓亮看到留言之后很是失落，觉得"您"字是尊称，这表示小美想要和他拉开距离划清界限，于是伤心地签约到很远的城市去工作。离开之前，连和小美最基本的告别都没有。多年以后的同学会，大家都在谈论着青涩时光的感情时，在小美和他人的谈话中他才知道"您"字并不是拉开距离的隐射，而是"心上有你"的意思，知道真相的那一刻，晓亮只能无奈地摇摇头，心想着如果当初开口询问了是不是会有不一样的结果。

思考

1. 为什么晓亮和小美之间会产生如此的误会？

2. 在沟通中你表达了你的意思，他人并没有理解，能不能促成有效沟通？

案例中的主人翁如果能准确传达自身的意思给对方，起码不会在那时那刻错过那一段美好的爱情，所以在人际交往中，沟通是非常重要的，准确表达自己并且让对方理解自己的意图才能促成有效沟通。本节将开展有关人际沟通的内容学习。

一、人际沟通概述

（一）人际沟通的概念

人际沟通（interpersonal communication）是根据沟通主体的不同所划分的一个类型，具体含义是指人们运用语言或者非语言系统进行信息和情感传递、交流的过程。作为群体沟通、组织沟通、跨文化沟通的基础，人际沟通有六个非常重要的要素：时机、场合、方式、内容、结果、反馈。每个要素都对沟通的有效性有直接影响。所以有效的人际沟通是在适宜的场合，用得体的方式、在恰当的时候表达自己的思想和情感，并能够被对方正确理解和执行的过程。

人际沟通既是一门生活的艺术，也是护理人员应该具备的职业技能。之所以说它是一门生活的艺术，源自于每个人在社会当中都会承担多重角色，每一种角色都意味着与不同的人做相应的沟通，良好的人际沟通就是一把提升人际关系的金钥匙，既能促进个人的成长，也能让自身为他人所理解得到必要的信息。在现实生活中，在医疗事件的处理中，由于不良沟通所引起的误解、怨愤乃至纠纷的案子不在少数，严重阻碍了医疗卫生事业的发展。随着医学模式的转变和整体护理的实施，要求护理人员具备良好的人际沟通能力。

（二）人际沟通的特点

1. **目的性** 人际沟通的目的性是客观存在的，具体而言其目的要么传递信息、要么表达情感。当人们发出信息时总希望被对方理解并给予回应，不管在沟通中的理解是否正确，还是回应是否满意，都不影响人际沟通目的性的表现。

2. **象征性** 人际沟通需要借助一定的媒介，这些媒介就是人们约定俗成的信号系统，在特定的社会环境中有着特定的象征意义。例如送玫瑰花象征爱情，探病忌讳谈论悲伤甚至死亡话题，鞠躬和颔首表示尊重，等等，正确理解行为背后所象征的意义才能更加游刃有余地处理沟通中的问题。

3. **习得性** 人际沟通的能力并非与生俱来，所谓的"天生口才"其实与"后天"的学习有不可分割的关系，沟通上的错误或者沟通态度上的错误并非由天生的性格所决定且无法改变。在对人际沟通的学习和理解中务必正确认识到沟通能力是在学习中不断习得的，只有在不断的学习和实践中才能得到提高。

4. **实用性** 人际沟通的实质是互动双方传递信息和表达情感，在信息的传递中彼此可以获得学习、工作、娱乐、生活等有关的信息，为学习、工作、生活提供服务；在情感表达中相互吸引，有可能形成亲密的关系。在人际沟通中不可否认可以实现自我利益、他人利益和社会群体利益的追求，这是其实用性的表现。

5. **不可逆性**   这一来自天文学的专有名词被运用到人际沟通中指的是在时间反演变换下沟通信息一旦发出就无法收回，形成了"说出去的话如泼出去的水"的定局。因此，在沟通中既要积极主动，又要不失分寸，要谨言慎行，否则会造成不可避免的沟通困境。

（三）人际关系与人际沟通的辩证关系

人际沟通与人际关系既密切联系，又有一定的区别。

首先，人际沟通最直接的目的和结果就是建立和发展相应的人际关系。沟通的过程，促成了人际关系的形成和发展，人际沟通的差异化形成了不同性质不同类型的人际关系。

其次，良好的人际关系，又是实现进一步沟通与交往的基础和条件。尤其在护理人际关系当中，良好的护理人际关系的优越性展现得更加明显。当护士与病人之间建立并保持良好的人际关系时，能更快更好的消除病人的心理障碍，实现护理目标；当护士与医生和其他护士建立并维持良好人际关系时，能提高解决病人问题的效率，保持今后良好的合作关系。

最后，人际关系与人际沟通的研究侧重点不同，人际沟通侧重点在于研究人与人之间交往互动的形式和程序，是一种注重过程的研究。人际关系的侧重点在于研究人与人之间通过情感互动和交往行为所形成的相互关系，也就是说人与人在沟通基础上形成的相互关系。

二、护士的非语言沟通

（一）非语言沟通的概念及特征

人们之间的互动交流除了使用语言这一媒介以外，还存在着大量的非语言媒介，非语言媒介在实际沟通中所起的作用非常重要，它能弥补那些不能用语言来形容和表达的思想感情等，对语言交流起到支持、修饰、替代或者否定的作用。对护理人员而言，了解不同的非语言行为有助于在护理工作的沟通中，良好把握自己非语言行为对病患、家属、同事的影响；同时也有助于护理人员在与病人的沟通过程中，理解病患及家属所使用的非语言沟通背后所传达的相应信息，从而更加深入了解病人的情感、思想等，为病人提供更迫切、更优质的服务。

非语言沟通是指以人的仪表、动作、神情等非自然语言为载体所进行的信息传递。其形式主要包括仪表、表情、举止、触摸、距离、环境、超词语提示等。

相关链接

美国著名人际关系专家艾伯特·梅热比提出这样一个公式：

信息接收的全部效果＝语言（7%）＋语音（38%）＋非语言信息（55%）。

这个公式说明，人际沟通中大部分信息的获得来自于互动双方的非语言沟通，因此，人们不仅可以利用非语言沟通方式有效传达自己的意图，也可以通过非语言行为观察了解对方。

（二）非语言沟通的特征

1. 普遍性 所谓普遍性是指非语言沟通具有普遍适用性，大部分的表情、手势、服饰和社交空间距离在不同的传统文化、价值观念和思维方式等的影响下，能够被大多数人解读出基本一致的含义，并能被大多数人所识别领会。例如：握手、鞠躬、微笑致意等是跨国界的通行语。非语言沟通的普遍性对人类跨界文化沟通的实现具有重大意义。

2. 隐喻性 有些非语言沟通表达的意思在普遍意义的理解中都具有多重性，在这种情况下表达的意思实际是不确定的，例如，微笑在绝大部分时刻是传达友善，为达成沟通做良好铺垫，但有些时候微笑又有掩饰尴尬、缓解紧张等意思。为准确把握非语言沟通的意思，就要把非语言沟通行为置于具体的沟通情境中去理解思考。

3. 持续性 语言沟通具有一定的时效性，或从声音发出到停止，或从下笔行文到完成阅读。而非语言沟通贯穿于人们交往的始终，持续性更强。

4. 依附性 非语言沟通如果要表达更为明确的信息，需伴随语言信息、交流情境等辅助手段，这就是其依附性的体现。很多时候单独使用语言沟通或者非语言沟通都不能表达出完整明确的信息。

5. 独立性 一些非语言沟通形式能脱离有声的自然语言进行沟通，独立表达情感或者态度。比如人们用点头或者摇头来分别表示有声语言中的是和不是。

6. 差异性 差异性是指在不同风俗习惯和文化背景的影响下，会产生不同的非语言沟通符号和含义，比如"OK"手势，韩国表示金钱的意思；巴西表示引诱女性，侮辱男性的意思；美国、英国则表示赞同的意思。

（三）非语言沟通的策略

1. 通俗、准确 从非语言沟通的特征中得知，非语言沟通有普遍性和差异性，意思是说有些非语言沟通是约定俗成的，有些是特定情境规定的，这就导致同样的体态动作在不同地域、不同民族、不同国度有着不同的含义。所以，非语言沟通使用时有一定的时空范围，要因事因地因人准确使用和正确表达。

2. 协调、自然 非语言沟通应该和口头语言沟通配合协调，在实际沟通中，过早过晚使用非语言沟通，都不能达到良好的沟通效果。例如，护士与患者交流时，只有协调各种动作姿态，配合眼神表情等非语言动作，使各种动作、表现协调一致，才能达到良好的沟通效果。

3. 适度、端庄 护理人员在使用非语言沟通时要注意与大众审美心理相契合，做到端庄高雅，掌握适度原则，符合生活美学的要求。因此，在使用非语言沟通时，手势动作不可过大或过小，服饰得体，举止适度才能取得良好沟通效果。

4. 灵活、应变 在护理实践中，沟通的进一步发展不会严格按照预期发生，经常会碰到一些意想不到的事情，这时候需要护理人员灵活运用非语言沟通，做到随机应变。

三、护士的语言沟通

（一）语言沟通的概念及特征

孔子说："言不顺，则事不成。"可见，作为信息传递载体之一的语言是维系人际关系的纽带和桥梁。人们借助语言向他人表达自己的思想和情感，同时也了解他人的思想和要求，语言不仅是个体社会化强有力的工具，也是交流互动的重要载体。

语言沟通是指使用语言、文字、符号等进行交流的人际互动，分为表达和领会两个方面，其中表达包括说话和写作，领会包括听话和阅读。因此，语言沟通的类型有书面语言沟通和口头语言沟通两种。信件、报告、文件、书本、广告体、报纸等通过文字表达传递信息的形式称为书面语言沟通，是一种较正规的形式。讨论、访谈等通过人们之间的交谈来交流思想、传递信息的沟通称为口头语言沟通。

语言素养是一个人基本素养之一，在护患沟通中语言沟通起着非常重要的作用，想要尽快掌握患者相应信息并取得患者的信任以便在后期的治疗过程中全面配合，护理人员不仅要有丰富的专业知识和娴熟的技能，还要掌握必备的护患沟通方法、技能，这样才更有利于护理工作的开展。

（二）语言沟通的技巧

1. 语言简洁、清晰 古人云："言不在多，达意则灵。"语言沟通是为了达到沟通情感或传递信息的目的，用简练的语言表达最大的信息量，不但体现一个人对语言的把控程度，也是一种语言艺术。大量冗繁的语言有时候会让对方混淆，甚至会错意。所以，除了训练自己的思维和语言表达能力以外，在语言沟通之前做好充分的准备是非常必要的。

2. 合适的语调　语调的合适性是指在口头语言沟通中需要注意的方面，语调对于信息含义的影响力是巨大的，含义受到影响则沟通效果就必然受到影响。一个简单的陈述都可以通过语调表达出说话者内心的情感氛围是关心、牵挂、热情还是愤怒、冷漠、敷衍。不同语调承载的语言力量对沟通效果起到不容小觑的作用。所以护士在进行语言沟通时一定要注意调整自己的情绪状态，避免因为自身情绪问题影响说话的语调，从而在沟通双方间划出一道不可逾越的鸿沟。

3. 合适的词汇　沟通之所以有效，在于双方能够清晰地理解对方要传达的信息含义，如果信息接受者不能明白信息发出者的信息含义，那么就是无效沟通。所以护理人员在沟通中要注意避免"词不达意"的情况。例如，在护患沟通中经常性的使用医学专业性术语就会造成词不达意的情况，因为病人作为非医学专业人员，理解医学专业名词有一定难度。所以，护理人员要选用合适的对方能理解的词汇，并且在沟通中多做适当的解释。

4. 适中的语速　适中的语速不仅能清晰阐明信息内容，也能让对方拥有亲切的感受，在语言沟通中，以适当的语速传达信息内容有助于达到良好的沟通效果。护理人员在语言沟通中，直接询问聆听者语速是否合适是较为直接的方法。此外，从服务对象那里寻找能够暗示混淆或者误解的非语言线索，也是护理人员调控语速的途径。

5. 适当的幽默　恩格斯说："幽默是具有智慧、教育和道德优越感的表现。"列宁说："幽默是一种优美的、健康的品质。"还有学者说："幽默是人与人相处的良药，是化解尴尬的妙方，是一种智慧的闪现。"所以护理人员在语言沟通中适当的幽默不仅能缓解尴尬的局面，还能拉近沟通双方的距离，为后续工作的开展打下良好的基础。

相关链接

沟通能力测试

　　按照下列要求，对沟通水平进行自我测试，判定自己是否善于沟通。请按照你的实际情况，在五个等级中选择相应的分值填入题后的括号内："总是"1分，"经常"2分，"不确定"3分，"偶尔"4分，"从不"5分。

　　能自如地用非语言表达情感。…………………………………（　）

　　能自如地用语言表达情感。……………………………………（　）

　　在表达情感时能选择恰当准确的词汇。………………………（　）

　　他人能准确地理解自己使用语言和非语言所要表达的意思。…（　）

　　能很好地识别他人的情感。……………………………………（　）

　　能在一位封闭的朋友面前轻松自如地谈论自己的情况。……（　）

对他人寄予深厚的情感。 .... （ ）

他人对自己寄予深厚的情感。 .... （ ）

不会盲目地暴露自己的秘密。 .... （ ）

能与自己观念不同的人沟通情感。 .... （ ）

与自己有不同观念的人愿意与自己沟通情感。 .... （ ）

他人乐于对自己诉说不幸。 .... （ ）

轻易评价他人。 .... （ ）

清楚自己在沟通中的不良习惯。 .... （ ）

与人讨论，善于倾听他人意见，且不把自己的观点强加于人。 ...... （ ）

与人争执，但能克制自己。 .... （ ）

能通过工作来排遣自己的心烦意乱。 .... （ ）

面对他人请教问题，能告诉他该做什么。 .... （ ）

对某件事持异议，能说出这件事的后果。 .... （ ）

乐于公开自己的新观念、新技术。 .... （ ）

说明：得分越低说明沟通能力越强，得分越高说明沟通能力越弱。如果总分在 25 分以下，说明沟通能力水平高。

第三节　护理人文关怀

案例导入

　　一天，一位挺着大肚子的孕妇在病房大发脾气，看到护士进入了自己的病房，她的愤怒就直接撒向护士。护士微笑着问道："您先别生气，这样不利于您和孩子的健康，您先坐下慢慢说。""我要见王医生，我不要剖腹产。"孕妇大声的吼道。"好，好，等王医生一出手术室我就带您过去，你先休息下。"护士好心的安慰。

　　护士见孕妇情绪稳定了一些，说："您知道您的胎位不正，却坚持顺产，您这是拿您和宝宝的性命开玩笑。"孕妇想了想："我知道自己的情况必须剖宫产，不过我真不想自己身上留疤痕，那样多恐怖多难看啊。"护士继续开导她："可和这比起来，您和宝宝的性命更重要！现在医疗技术发达，有很多办法可以去疤痕的，您不必担心这个。"孕妇脸上露出了笑容，护士继续说："期待您的宝宝早日和我们见面。"孕妇握着护士的手说:"谢谢你对我说的这些话,请告诉王医生我同意剖官产。"

思考

1. 护士在整个过程中体现了什么?

2. 从这个案例中可以看出护患关系的润滑剂是什么?

随着社会经济的发展、人民群众生活和文化水平的不断提高,人民群众的健康需求和期望不断增长,促使护理服务向高质量、多元化和人性化方向发展。护理学是一门关于人的科学,它研究的是护理人员如何去关怀和照顾患者。当人类对"健康"的认识和理解不再仅局限于"没有疾病和病症"的狭小范围,而是扩展到"一种个体在身体上、精神上、社会上完全安宁的状态"时,护理作为与人的生命质量密切相关的行业,其护理理念和护理方式也发生了转变,强调的就是关怀和照顾患者。护理模式的转变,对护理人员的职业素养提出了很高要求。在今天,要想成为一名合格的护理人员,就需要更多护理人文知识和更高的文化修养。

21世纪,现代护理学进入了"以整体人的健康为中心"的发展阶段,所以护理工作要从整体观念出发,满足人民群众身心健康的护理需求。护理学是关注整体的人,关注人的躯体、精神、社会的和谐与统一。关注在护理实践中人的情感与价值的需求与满足,即护理学科中的人文关怀。护理人文关怀正是伴随护理学科的发展过程而同步发展起来的。中国有句名言"医者父母心,急患者之所急。"这其中也包含着医护人员对患者的人文关怀。对患者的人文关怀古来有之,当今世界经济快速发展,医学也跟着进步,护理人文关怀也越来越凸显出其重要性。

一、人文关怀

(一)人文关怀的定义

人文,是一个内涵极其丰富的概念,我国《辞海》称:"人文指人类社会的各种文化现象"。我们现在大都采用辞海中的解释。"人文"与人的价值、人的个性、人的尊严、人的生存和生活及其意义、人的理想和人的命运等密切相关。从概念上讲,可以这样认为,人文是人类文化中的先进部分和核心部分,即先进的价值观及其规范。其集中体现的是重视人、尊重人、爱护人和关心人。简而言之,人文,即重视人的文化。

关怀,从字面意思上可以理解为关心、关爱、照顾、爱护、帮助等。关怀是护理的中心任务与核心概念。目前,护理学界均认同关怀在护理学中有三层含义:第一层为照顾和帮助,护士采取适当的护理措施来照顾和帮助病人;第二层为关心和关爱,即对病人的情感表达，护士用自己的爱心去关心和关爱病人；第三层为小心谨慎，即护士对自己执业过程中的言行需承担责任。关怀可以存在个体与护理人员之间，护理人员与护理人员之间，以及护理人员与自身之间。其实关怀是一种人际关系，是需要病人与护士共同努力才能实现的人际协调。很多学者从不同角度对关怀加以描述及探讨，综合学者们的描述及相关理论后，又将关怀的概念及内涵归纳为以下六种：①关怀是人性的本质，因文化背景的不同，其关怀的概念及表达方式也有所差异；②关怀是一种道德规范，其目的是保留、保护和促进人类的尊严；③关怀是一种情感的自然表达方式，通过倾听、伴随、关心促进个体的自我成长及自我实现，是一种对他人奉献的感知能力；④关怀是一种信任，尊重的态度；⑤关怀是一种人际间的互动，由互动深入了解个体的需求；⑥关怀是一种治疗行为，运用安慰、触摸等技巧达到治疗的目的，借此提供人性化与整体性的护理。

人文关怀（Humanistic concern），又称人性关怀、关怀照护、关爱。人文关怀就是对人的生存状况的关注，对人的尊严与符合人性的生活条件的肯定和对人类解放与自由的追求。人文关怀是人的基本需要，是人类一种存在模式，也是一种自然情感的表达方式。人文关怀关注的是人的生存与发展，就是关心人、爱护人、尊重人。虽然不同历史时期和文化背景的人对人文关怀的概念有不同的理解和解释，但是人文关怀首先是具有人文关怀这一概念的普遍内涵，然后才有其专业性特征。当今中国，将以人为本作为社会发展的最高价值去向，强调尊重人、关心人、理解人。

（二）人文关怀的对象

"以人为本"是人本主义基本的哲学思想，也就是说人文关怀的对象就是人。人文主义是以人为本位的世界观，集中体现为对人本身的关注、尊重和重视，它着眼于生命关怀，着眼于人性，注重人的存在、人的价值、人的意义尤其是人的心灵、精神和情感。人既是社会的主体、历史的主体，又是自身存在的价值主体，人不同于一般的"物"，它的根本是"内在"而非"外在"，因此，文明建设的根本是精神。人文精神倡导把情感看作人的基本存在方式，社会要关注人的精神状态和内在需求，避免人的异化。

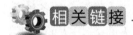 相关链接

人文关怀的测评工具

（一）国外常用的人文关怀测评工具

1. 关怀评估问卷（caning assessment tool report evaluation-Q-sort，CARE-Q）1984年拉森（Larson）研制的关怀评估问卷是目前应用最多、最广的测量工具。它源于对癌症患者关怀需要与感受的关注，认为护理中的关怀是使患者感受到关爱、获得舒适、有安全感的护理行为。CARE-Q由50项护理行为组成，包括

6个子量表：可接受性、解释和帮助、舒适、期望信任关系、监控与随访。测评时，将每个条目写在一张卡片上，受试对象按照条目的重要程度由高到低排序，用于测评护士和患者对于护理关怀行为的认识和理解。

2. 关怀行为量表（caring behaviors inventory，CBI） 沃尔夫（Wolf）在1986年以Watson的人文关怀理论为指导构建了CBI，最初为75个条目，后修订为42个条目，为Likert 4级评分量表。护理中的关怀被认为是人与人之间分享自己感受的过程，利己的同时也利他。CBI包含5个维度：对他人的尊重，专注于他人的经历，正性沟通，护理专业知识和技术，接受人类存在。测评时，让受试者对护理中关怀的相关词语，由不同意到同意分为4个等级进行选择。

3. 关怀行为评价表（cang behaviors assessment tool，CBAT） 1988年克罗宁（Cronin）和哈里森（Harrison）根据Watson的人文关怀理论和10大关怀要素编制了CBAT。作者对关怀的定义是护士将患者视为独立的个体，理解患者的感受，尊重患者的个性，对患者负责的护理过程。CBAT为Likert 5级评分量表，主要测评护理人员的关怀行为。量表包括63个条目，包含7个维度：人道主义信念与希望、帮助与信任、正性与负性情绪表达、健康教育、支持/保护与矫正、人性需求与援助以及存在主义现象学。

4. 关怀能力量表（caring ability inventory，CAI） 是1990年由Nkongho基于四大理论假说和梅洛夫（Mayeroff）的八大关怀评价性要素编制的。这四大理论假说是：①关怀是多维度的（包括态度和认知）；②每个人都有人文关怀的潜能；③关怀是可以通过学习获得的；④关怀是可以测评的。Mayeroff的八大关怀评价性要素包括诚实、勇气、谦逊、信任、希望、耐心、认识和交替节奏。CAI为Likert 7级评分量表，包括3个关怀因素维度：认识、勇气和耐心。CAI旨在评价护理人员人文关怀的能力。使用方便，可应用于不同的专业领域。

5. 关怀效能量表（caring efficiency scale，CES） 1995年科茨（Coates）以Bandura的自我效能理论和Watson的人文关怀理论为基础构建了CES，用以评价个体表达关怀以及建立关怀关系的能力与信心。CES由最初的46个条目精简为目前的30个条目，为Likert 6级评分量表，用于测评护理人文关怀的态度、技能与行为。

（二）我国常用的人文关怀测评工具

人文关怀具有文化特异性，国内学者也通过借鉴国外护理人文关怀测评工具的精髓，结合中国传统文化编制了符合我国文化和国情的护理人文关怀测评工具。

黄弋冰等编制的护理专业大学生人文关怀能力量表包括 45 个条目、8 个维度，分别是灌输信念和希望、健康教育、人道利他价值观、科学解决健康问题、协助满足基本需要、提供良好环境、促进情感交流和帮助解决困难，量表采用 Likert 5 级评分。高青等在黄弋冰编制的护理专业大学生人文关怀能力量表基础上增加了一个维度即心理护理，从而编制成临床护理人文关怀能力量表。该量表也采用 Likert 5 级评分，可用于对临床护理人员的人文关怀能力进行评价。柏晓玲等构建了护理人文关怀能力评价指标体系，包括 8 个维度：认知能力、共情能力、心理支持能力、礼貌行为能力、礼仪行为能力、诚信护理能力、沟通协调能力和构建和谐能力，共 59 个条目。刘于晶和姜安丽在前期学者构建的护士人文关怀品质结构理论模型的基础上通过文献研究、专家咨询和调查法编制了护士人文关怀品质测评量表，包含人文关怀理念、人文关怀知识、人文关怀能力和人文关怀感知 4 个维度。该量表是适合中国文化的护理人文关怀品质综合测评工具。

二、人文护理

（一）人文护理的定义

人文护理（Humanities and Nursing）是指以人为主体的护理参与人文现象，核心是护理，现象是"护理人文"。简单说是指护理人员将所学知识内化后，发自内心的给予患者的情感付出，以及对患者的同情理解和对人的生命的尊重和关爱。具体来说是指在护理过程中护理人员以人道主义的精神对患者的生命与健康、权力与需求、人格与尊严的真诚关怀和照护。即除了为患者提供必需的诊疗技术服务之外，还要为患者提供精神的、文化的、情感的服务，以满足患者的身心健康需求，体现对人的生命与身心健康的关爱，是一种实践人类人文精神信仰的具体过程。作为护理人员，用自己的生命、生活和言行，把自己选择的职业道德体现出来，这就是人文护理。

人文护理就是人文精神在护理工作中的体现。护理职业的特点决定了它所崇尚的人文精神是一种以尊重为核心的人道伦理意识和精神。虽然这其中包含了护理学科的知识和技术、护理人文与社会科学知识素养等内容，但人道主义的伦理意识和精神最重要。因为护理技术的正确应用、护理程序的有效实施、病人身心需求的合理满足等等，都需要护士的人道伦理意识作为前提，尤其是当护士单独从事某项服务时更需要良好的伦理意识加以保证，正如爱因斯坦所说"科学要以人道和美德作为后盾"一样。护理实践中的人文精神与我们现今所倡导的"以人为本"的整体护理理念显示了高度的一致性。因此，有专家称，人文精神是整体护理的理论和导向，是整体护理的内在动力，而整体护理则是人文精神的具体实践和应用。

（二）人文护理的目标

人文护理的目标是为患者提供生理、心理、社会、文化等方面的护理服务及护理教育，它的任务已经超出原有的只对疾病的全过程，护士工作的场所也从医院扩展到社区和家庭，这就要求护士的言行更符合病人的健康服务需要。人文关怀是护理学科的精髓和核心，是社会文明进步的标志，是人类自觉意识提高的反映，它要求对人的生、老、病、死的全过程予以关怀和尊重。人文关怀是体现护理事业发展和提高的产物，是护理过程中展现尊重患者、表现患者生存意义和价值、协调护患关系的重要方面。

在人们的观念中，总是有一种强烈的声音：新生是美好的，死亡是可怕的，疾病是残缺的，老去是无力的。毋庸置疑，患者的需求是所有护理工作的出发点和落脚点。只有满足患者需求的工作才是最有效的工作。在马斯洛的基本需求层次理论中，生理的需求仅仅是最基本的需求，在这个需求之外，还有安全、爱与归属、尊重和自我实现多个层面的需求。所有的需求放在一起，才是患者的全部需求，才是构成患者全部的体验、感受的来源。疾病是恶魔，在它的张牙舞爪之下，患者不仅身体受损，心理备受摧残，生活质量也受到严重影响，在疾病困扰下的患者，比任何时候都更需要得到他人的情感支持。对此，护理人员也是重任在肩，应最大限度地关心、帮助患者，用心体会患者的心境，理解患者的痛苦，设法增强患者的自我价值感，帮助患者消除错误的理解和过度的担忧，并积极采取措施加以预防，防止疾病的进一步发展以及并发症的发生，尽可能让患者免受不必要的痛苦，鼓励并帮助积极参与各种力所能及的娱乐、社交和家庭活动，使他们获得愉快的心情。充满人文关怀的护理，像夏日里的甘露，滋润患者干涸的心田，像寒冬中的炉火，温暖患者冰冷的灵魂。

相关链接

我国学者对护理人文关怀研究起步较晚，近年来随着整体护理模式的推行才开始关注护理实践中的人文关怀现象。

2001年，李旭提出护理人文关怀是护士将获得的护理知识内化后，自觉地给予病人的情感付出。中国学者李小妹提出，护理关怀是护理人员应用专业知识、技能与态度帮助病人恢复或保持健康的过程。而护士只有深入了解护理关怀并具备与关怀方面广博的知识，才能提供高质量的护理人文关怀。

2003年，王斌全提出护理关怀应首先是给予病人及时有效的护理，解除生理疾病，给予心理和精神上的呵护并指导其调整生活方式，充分尊重和同情病人，与他们寻求情感上的共鸣，尽力满足病人的需要，即生理、心理、社会以及精神等方面的需求，让病人感受到人性的温暖。

2005 年,刘全提出护理人文关怀是一种以人为本关心人、尊重人的护理理念,即重视生命的质量和价值,维护病人的权利和尊严,实现护理技术与人文关怀真正融合的护理理念。

2006 年,黄弋冰提出了护理人文关怀能力的基本要素,即由形成人道、利他价值观,灌输信念和希望的能力,帮助寻求精神力量的能力,促进情感交流的能力,提供良好环境的能力,协助满足需要的能力,科学解决问题的能力,促进健康教育的能力构成的。

尽管各研究者对护理人文关怀含义的表述不同,但都强调了首先要把患者看作是"人",尤其是对患者生理、心理以及精神状况的关注,现已经成为研究的热点,受到了各学者、护理人员、医院管理者、病人等各方面的重视。

三、人文关怀的实现

近年来,医患和护患纠纷增多,关系也空前紧张,这已经成为社会关注的焦点。整合人文关怀和现行的医疗规章,从制度上约束医务人员的行为,保证病人的权利,加强行业作风整顿,积极营造"以病人为中心",体现人文关怀以及尊重病人权利的医疗服务环境。将人文关怀融入临床护理之中,是现代护理学发展的方向,是病人健康之所需。人文关怀是人的本质属性所在,是爱与归属及自尊的需要,其核心是对人精神价值的重视及对人性的根本关怀。护理工作因融入了人文关怀才显得伟大高尚,并被人们称颂为"白衣天使""生命的守护神"。在临床护理实践中把人文精神表现出来,把尊重和关爱人的理念和意识付诸行动,这是护理学科人文精神最生动最直接的体现。没有关爱和尊重的意识和理念,就不会想到去满足不同个体病患的需求。

而护患沟通交流是护理人文关怀的基本方法,是人文关怀在临床护理中的具体应用。通过护患沟通,患者可以看到、听到、感受到护士的人文关怀,从而对护士有重新的认识和正确的评估,使护理人员形象得以提升。通过护患沟通,护士能进一步学习到疾病发生和发展变化对患者心理影响的规律及护理经验,拉近护患双方的距离,真正建立起相互尊重、信任、平等、合作的新型护患关系。通过护患沟通,护士能准确收集到患者的相关信息,及时解答疑惑,解决患者所需。护患沟通构筑起了一座护患双方心灵交流的桥梁,从而有利于化解护患矛盾。

护患沟通中,护理人员可通过语言关怀、非语言关怀、类语言关怀、共情、人际间的关爱实现人文关怀,让人文关怀成为调和护患关系的润滑剂。

(一)语言关怀

1. 语言沟通　语言沟通是指以词语符号为载体实现的沟通,主要包括口头沟通、书面沟通和电子沟通等。其中口头沟通是指借助语言进行的信息传递与交流。书面沟通是指借助文字进行的信息传递与交流。书面沟通的形式有很多，如通知、文件、通信、公告、报刊、备忘录、书面总结、汇报等。

2. 语言关怀方式 护理人员应当努力提高自己的语言沟通能力，做到准确而不含糊，精炼而不冗长，热情而不轻佻，严肃而不刻板，真诚而不虚伪，求实而不浮夸，这样语言沟通就能顺利进行，从而促进护患间的心理沟通，最终达到增进患者身心健康的目的。

（1）言要通俗：沟通双方不仅要有共同的词汇和语言表达体系，而且要有对语言的共同理解，否则沟通会发生困难。如果语言表达者陈述的概念对听者来说完全是新的、不熟悉的，则听者无法把它纳入自己的知识结构中，必将导致迷惑不解。因此，护士要尽量避免使用医学术语，而应该尽量使用患者易于理解的通俗词语。

（2）言要达意：护理人员在表达语言信息时要正确选择语言，避免词不达意。除非是在需要暗示的情况下，否则要说得准确明了，避免言外之意。

（3）言要科学：对于涉及患者的诊断、治疗、病情和预后等方面的问题，护理人员必须使用严谨、科学、有理有据的语言，切不可随便乱说，这样才能取得患者的信任，促进双方的沟通。

（4）言要安慰：患者到医院求医，总希望得到同情、关心和体贴。护士使用温暖、热情的语言，会使患者感到莫大的安慰，即所谓"良言一句三冬暖"。这样不但能有效地进行信息交流，而且能促进情感交流，从而实现深层次的护患沟通。

（5）言要尊重：护士必须尊重患者，才能得到患者的尊重。使用文明、有礼貌的语言，既能赢得患者的尊重，达到以理服人的效果，又能满足患者希望得到尊重的心理需求，这是护患心理沟通的首要环节。

（6）言要艺术：单调、枯燥的语言，不仅不能给人留下深刻的印象，有时还会使人感到沉闷或厌倦。因此，护理人员可以使用生动、幽默、鲜明的语言，不但能很好地传递信息，而且能改善患者的情绪，活跃气氛。

（二）非语言关怀

1. 非语言沟通 非语言沟通是相对于语言沟通而言的，是指在信息传递过程中无声的语言，是通过体态、肢体动作、空间距离等方式交流信息、进行沟通的过程。非语言沟通的方式与语言沟通一样重要，也有自己的"语音"和"语调"，也能传递所要表达的信息。在沟通过程中，信息的内容部分往往通过语言来表达，而非语言则作为提供解释内容的框架，来表达信息的相关部分。非语言沟通主要表现潜意识的波动，而一切高贵的情感，一切深刻的体验，一切微妙的思绪都隐藏在潜意识的汪洋大海里，极少浮现在海平面上。

2. 非语言沟通中的关怀

（1）眼睛：眼睛是心灵的窗户，眼睛的表情达意在沟通中起着举足轻重的作用。人们内心的隐衷和秘密，用语言难以表达的极其微妙的思想情感，总是不经意地流露于多变的眼神中。当患者悲伤的时候，眼中可能会含泪水；当患者焦虑的时候，眼神可能会犹疑不定；当患者说的不是实情或者有所隐瞒时，瞳孔可能会散大，视线可能会游移。所以，护理人员在与患者沟通时注意患者眼神的变化，可以了解患者的内心。同样，护理人员注视着患者的眼睛，是对患者的一种尊重、一种坦诚和一种信任。当注视着对方的眼睛说谢谢时，显得更真诚。当注视着对方的眼睛说承诺时，显得更有责任和信心。当然，这种注视并不是死盯着对方看，那样会显得凶，注视应该是宁静而安然的。

（2）眉：眉间的肌肉皱纹能够表达人的情感变化。柳眉倒竖表示愤怒，横眉冷对表示敌意，挤眉弄眼表示戏谑，低眉顺眼表示顺从，扬眉吐气表示畅快，眉头舒展表示宽慰，喜上眉梢表示愉悦。

（3）嘴：嘴部表情主要体现在口型变化上。伤心时嘴角下撇，欢快时嘴角提升，委屈时撅起嘴巴，惊讶时张口结舌，忿恨时咬牙切齿，忍耐痛苦时咬住下唇。

（4）面部表情：面部表情是非语言沟通中最丰富的源泉。面部肌肉松弛表明心情愉快、轻松、舒畅，肌肉紧张表明痛苦、严峻、严肃。相由心生，面部表情可以折射出人的喜怒哀乐。患者的表情可清楚地反映出其恐惧、厌恶、愤怒、悲伤、惊讶和快乐六种最基本的人类情绪，并很容易被人们所察觉。护理人员若能敏锐地观察患者的面部表情，就可以了解患者的心理状况。同时，护理人员亲切、自然、真诚而温暖的微笑表达了对患者的接纳和友善。护理人员的表情随着患者的喜、怒、哀、乐变化而变化表达了对患者的关注和共情。

（5）身体表情：人的身体姿态表情是丰富多样的。正襟危坐可知其恭谨或紧张，坐立不安可知其焦急慌神，手舞足蹈可知其欢乐，捶胸顿足可知其懊恼，拍手时可知其兴奋，振臂时显得慷慨激昂，握拳时显得义愤填膺，搓手不停时表示心中烦躁不安。轻盈的脚步可看出心情愉快，沉重而不均匀的脚步表明处境不佳，迟缓的脚步表明心事重重，铿锵有力的脚步表明勇敢与坚强。昂首挺胸表明自信与自豪，点头哈腰表明顺从与谦恭，手忙脚乱表明心情紧张，全身颤抖又冒虚汗表明心虚害怕。

（6）身体距离：不同的身体距离代表着两个人的关系形态。通常情况下，护理人员为了完成生活护理或是治疗工作，往往要与患者更加亲密地接触。身体距离的正确运用也能体现护理人员对患者的关爱。一位焦虑的患者或是有心理疾病的患者往往需要更多的空间才会感觉自在。疼痛患者或是有过疼痛经历的患者，往往需要护士更加亲近地与他接触。

（7）抚摸：通过抚摸可以交流很多的信息。抚摸是在护理工作中普遍使用的一种非语言沟通方法，它能超越语言和年龄的限制。身体上的接触可以表达对人的一种关爱之情。抚摸是一种强有力的情感交流工具。在恰当的时候，抚摸可以表达关心，减少患者焦虑，增进护患之间的关系。如果情况允许，握住患者的手或给患者一个温柔的抚摸，都可以使患者在紧张的状态下感到轻松。例如，握住一位分娩患者的手可以在她子宫强烈收缩的时候给予关爱和支持，可以增强她的信心。在做各种侵入性治疗操作或者是在疼痛时抚摸患者，可以建立一种信任关系。但是生硬的抚摸动作可能会被误解为一种控制和敌对的信息。但在有些患者看来，抚摸被认为是一种不良行为，在面对这类患者时需谨慎。必要时解释抚摸的意义，以免产生误解。认真评估患者对空间感的需求和他们对抚摸需求的反馈，可以有效地避免由此带来的尴尬和不便。

（8）仪表：仪表包括人的衣着、姿势与风度。通过仪表人们可以表现自己、了解别人。在与陌生人交往的过程中，第一印象并非总是正确的，但却总是最鲜明、最牢固的，并且决定着以后双方交往的过程。而第一印象主要基于对方的表情、姿态、仪表和着装等。第一次见到患者，护理人员就可以通过他的着装和姿势进行初判断其背景。护理人员着装整洁，仪容稳重，态度可亲，高雅大方且训练有素的举止，不仅构成其外表美，而且可在一定程度上给患者留下很好的印象，产生良好的沟通效果。

（三）类语言关怀

1. 类语言沟通 类语言也称辅助语言，包括音色、音质、音幅、音调等。附加在语言上的音色、音质、音幅和音调往往是不自觉的，因此它可能比语言更能真实地表达一个人的思想感情。事实上，人们在语言沟通时，同一句话，同一个字，如果使用不同的类语言，可以给人以不同的知觉。参透话外之音，我们就能够顺着声音走进人心。

2. 类语言沟通中的关怀 如护理人员说"请"字，语调上升，并带拖腔，便意味着满不在乎，无可奈何；语调平稳，会显得客气，满载盛情；而语调卜降，语速短促，就会被理解为命令式的口气，怀有敌意。一个人激动时往往声音高而且尖，语速快，音域起伏较大，并带有颤音；而在悲哀时又往往语速慢，音调低，音域起伏较小，显得沉重而呆板。同样，爱慕的声音往往是音质柔软，常为低音，语速慢，音调均衡而微向上，有规则的节奏以及含糊的发声；而气愤的声音则往往是声大、音高，音质粗哑，音调变化快，节奏不规则，发声清晰而短促。不仅如此，护理人员说话语速较快、口误较多，会被对方认为地位比较低且紧张；若说话声音响亮，慢条斯理，则易于被认为地位较高、悠然自得。说话结巴巴、语无伦次的人会被认为缺乏自信，或言不由衷；而用鼻音哼声又往往会表现出鄙视、傲慢和冷漠，令人不愉快。

（四）共情

1. 共情的含义 "感同身受"意味着非常彻底地进入他人的私人感知世界，敏感

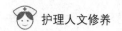

地感受他人的恐惧，愤怒、柔情，甚至是他人所经历的一切。心理学上将这种"感同身受"称为共情，也称移情、同理心或者同感心。

当我们确认他人非常了解我们，不用问我们为什么会那样，或者建议我们从另一个角度去感受时，我们会感觉到放松和自由。当我们知道自己被理解、被接受时，就不用努力去解释自己的观点，不用担心被误解、被拒绝。承认我们的感情，承认我们有权利做自己，有时会使我们更愿意去改变。我们希望改变，并且在不久的将来也许会改变我们的感觉和反应，但更愿意接受他人口头上对我们的认可和感情的理解。研究显示，护理人员对患者的这种理解很自然地表露出来，并且这种理解被患者感受到，就会增强护患之间的感情联系，这种积极的归属感可以减轻患者的孤独感，给他们信心和希望。有时"感同身受"甚至可以帮助患者提高其自身的洞察力，帮助他们处理问题，解决问题。同样，护理人员对患者的"感同身受"也有利于其自身，最明显的是当帮助了别人，使别人感到被理解和接受时，护理人员也会感到温暖。

2. **提升共情能力**　共情是人类的基本能力，理解他人的感受是一种本能。然而，自然共情与临床共情是有差异的。有意识的、专业的共情是达到关怀目的的一种技巧，需要学习和训练。而且一个人的共情能力与其生活阅历和经验，认识问题、思考问题的方式，心理学的理论学习及技能训练，以及语言表达的能力和技巧有关，但更重要的决定因素是自身的人格。因此，护理人员要提高共情能力，就应从以下几个方面去完善自己。

（1）增加生活阅历，丰富生活经验：在临床实践中，护理人员往往要面对不同性别、不同年龄、不同学历、不同职业、不同信仰、不同经历的患者，如果与他们的差异太大，对他们的生活完全不了解，就很难做到共情。

（2）完善自身的人格：共情不仅是一种关怀的技能，更重要的是护理人员作为一个真实的人的一种人格。研究显示，开放性、亲和性和谨慎性人格与共情能力呈正相关。在日常生活中能够尊重别人，真诚地关心别人，从别人的角度去看问题，不以自我为中心，看问题不主观，不把自己的观点强加给别人，在人际交往中与别人和谐相处，同时又保持自己的独立性。如果护理人员具备这些人格特质，再加以训练，在护理工作中自然就能做到共情。但是，如果护理人员以自我为中心，不善于控制自己的情绪，那么接受再多的训练也不能很好地共情患者。

（3）提高文学素养，加强语言训练：共情是通过语言表达来实现的。这要求护理人员不但能听懂患者所表达的意思，而且要能用精练的语言迅速进行概括，同时用准确的词汇把对方的情绪表达出来。这就需要护理人员有一定的文学素养和语言表达能力。

（五）人际间的关爱

爱是构建护理人文关怀的基石。关怀在字典里的解释是关心、关爱他人。关怀的核心是爱，而爱需要能力和智慧。一名拥有爱的能力和智慧、懂得如何去爱与被爱的护理人员会更幸福、更快乐、更有力量。

1. **爱无条件** 爱是一种生活方式，是一种态度，而不是被给予的物件。护理人员对患者的关爱，不是为了通过付出关爱而换回某种爱。爱是平等的，护理人员对患者的关爱不卑不亢，也不虚假。给予爱并不是为了获得爱，爱没有条件。

2. **爱需表达** 爱的本性决定了它是要被展现、被知晓和延伸的。当今医患、护患关系紧张，并非不关怀对方，而是因为没能用对方认可并理解的方式来表达关怀。社会学家、心理学家以及精神病学家都认识到，尽管爱是共同的，但每个人理解和表达爱的方式都不同。应该用对方看得见、感受得到并能够理解的方式来表达关怀。

3. **爱自己** 爱自己是能够爱别人的前提条件。爱自己的护理人员才能真正爱患者、爱家人、爱世界。爱就像一条河，如果源头是干涸的，就不会有清水滋润两岸。爱自己要和自私区分开，爱自己就是做自己生活的主人，理解和认识自己每次的经历，并承担责任。爱自己就是不是脱离世界的其他部分审视自己、体验自己，而是将自己理解为整体的部分。个体学会以接纳的心态聆听自己时，不仅自信，而且具有更好的自我导向，他会感觉到自己更有能力。唯有如此，才能真正爱自己、爱他人、爱这个世界，才能有能力爱自己、爱他人、爱这个世界。

在护理过程中，将人文关怀作为提高护理人员全面发展的重要内容，尤其是现阶段，护理纠纷和护患关系日益紧张的今天，人文关怀在整个护理过程中对护理人员的形象塑造和护理质量，建立和谐护患关系起到指导、促进作用，也使护士与患者之间形成相互尊重、理解、支持的合作关系。医务人员必须要明确人文关怀的重要意义，并将其科学的注入医疗护理工作中，增强其运用效果。在护患治疗中一定要给予更多的人文关怀，通过良好的态度与行为让患者及其家属感受到温暖，做好对患者的心理疏导，为他们营造一个良好的诊疗环境，促进治疗效果的提高。

相关链接

共情——叩开沟通之门

希波克拉底曾说过，"语言、药物、手术刀是治疗疾病的三大手段。"作为医患关系的主导方，我们遇到的患者也许有些偏执，也许不那么善解人意……在许多"也许"之后，我们所能做到的就是做好我们所能控制的事情，那就是学会换位思考，善用语言的力量来叩开医患沟通之门。

曾经有一位医护人员记录了这样一个医患沟通的情景，事情发生在食管癌手术前，患者家里经济情况较差。主管医生找患者的丈夫谈话并签字，患者丈夫却在楼梯间徘徊、抽烟，一根烟快抽尽，还没有扔掉烟头的打算，也没有要签字的意思。护士将这一幕看在眼里，对管床医生说："让他抽完吧，本来病区是不准抽烟的，可他是在发愁啊，不知道该怎么办！"听了护士的话，患者的丈夫突然哽咽着、落泪了。不错，他在迟疑，在担心钱，也不知道花了钱能不能治好病，担心人财两空……护士拍了拍男人的肩膀说："放心，老乡，我们一定会尽力的，也尽量为你省些费用，不要太担心，身体才是最重要的。"这位五尺男儿一下愣住了。他稍微定了一下神，一把拉住主管医生的手说："医生，我相信你，我马上签字。"第二天，手术如期进行，一切顺利，患者的丈夫感激地无以言表。而作为医护人员感到的则是释然。

可以看出，这是一例非常成功的沟通，医护人员并没有过多地讲道理，没有苦口婆心地劝说，只是准确地运用换位思考的方法，理解了患者家属的感受并把这种理解传递给了对方。这不仅解决了问题，更在医患之间打下了坚实的信任之石。在医疗过程中，医患双方都有不完美之处，我们不渴求每一位患者都可以理性沟通，但只要我们做到充分理解患者及其家属并及时进行自我觉察，就有利于建立良好的医患关系。

四、人性化护理

人性化护理是由美国人华生（Watson）首先提出的"人性照护"护理模式发展而来，所谓"人性照护"，即护士必须有人性科学的认知，给予病人人性化照护。人性化护理作为一种新型的护理模式，不仅为病人提供了最优质的服务，而且极大地推动了护理事业的发展，真正把以病人为中心推向了以人的健康为中心的发展轨道。

1. **尊重患者** 在医疗过程中，通常医务人员处于主导地位，而患者则处于被动地位。随着医学模式的改变，医院的服务对象是人，一切应"以人为本"，要注重了解患者的心理，理解、关心、尊重患者，强化服务意识，提高服务品质，重视维护患者的权利和情感、人格和隐私。

医院可通过图文并茂的宣传资料，让患者了解应享有的权利；护士应每天与患者进行适当的交谈、沟通，让患者及时了解病情；医患、护患间相互尊重，营造良好的就医氛围，提高护理服务品质；尊重患者人格，要做到尊重患者宗教信仰，生活习惯，做到不伤害患者自尊，尊重患者信仰；注意保护患者个人隐私，医生询问患者病史及生活习惯和个人习惯时，应当注意保护隐私，避免泄露；护理人员应避免在办公室、走廊、病房等地方随便谈论患者的病情、隐私或有其他人在场的情况下，大声询问患者的私生活情况等；护理操作过程中应注意患者的隐私保护；在护理教学过程中，应先向患者解释，说明临床教学的重要性，让患者认识到有支持医院教学、科研、发展医学科学的义务，取得患者及家属同意才可进行操作；对有特殊要求的患者，如需要女医生或女护士单独检查，应尽量满足其要求，保护患者应有的隐私权。

2. **关爱患者**　人类护理事业的创始人南丁格尔说："作为护士就应有一颗同情心和一双愿意工作的手。"这句话，道出了人文护理的内涵，即在护理工作中要以人为本，尊重患者、关爱患者。患者是一个特殊的群体，他们的内心承受着巨大的疾病痛苦和比健康人更大的心理压力，他们更渴望得到别人的尊重和关爱，因此，人文关怀是护理的核心和任务，人文护理的本质是对患者的尊重和关爱。对护士来说，对患者人格和生命等方面的尊重与关爱是其护理工作的基本前提，护士对所有患者都要一视同仁，不管其高低贵贱、亲疏远近、都应平等相待，要给予患者极大的尊重和亲人般的关爱。要以人为本，尊重和关爱患者，在护理工作中应该尽可能多的从精神上和心理上给与患者更多的呵护和宽慰，关心和帮助患者，对患者给予精神支持和生活照顾，使患者消除顾虑和悲观失望，提高自信心，克服自卑感。只有从内心深处真正尊重和关爱患者，给予患者更多的人文关怀，让患者感受到亲人般的温暖，才能使他们对生活充满希望，保持乐观向上的积极心态，鼓起和病魔作斗争的勇气，积极配合医务人员的工作，早日恢复健康。

3. **满足患者的个性和需求**　为了从多方位和角度满足服务对象的需求，需要评估护理对象的宗教、种族、性别、职业、经济社会地位、教育程度等文化背景，了解他们在一定的文化背景下产生的心理和行为活动情况，以此制定个性化的护理对策，满足护理对象生理、心理、社会文化等护理需求。

（1）生理需求：生理需求是指患者对其所患疾病能否得到及时有效的护理与尽早康复的渴求，是患者其他护理需求形成的基础。应为患者营造良好的住院环境，如采光、通风、装修、绿化等，餐饮富含营养，可口卫生，选择多样，生活设施人性化等。

（2）安全需求：护理服务的安全需求侧重体现为患者对护理人员的护理技术与技能的关注，因为患者在就医过程中有一种择优心理，认为护理服务中技术水平更重要，而且对与健康恢复关系密切的护理技术、操作需求最高。精湛的护理技术是患者安全的重要保障，也是医院护理质量的重要体现。因此，临床护理人员应注重提高各项护理理论知识及技能操作的水平，使患者的安全需求得到保障，从而促进其身心整体康复。

（3）心理需求：患者入院后，由于对病情、经济、家庭、现实等存在多方面的担忧，并希望了解自身疾病的防治知识、院内信息、院外信息等，必然引发情绪的波动和心理的失衡，成为影响治疗和康复的负面因素，同时患者在住院期间因环境的变化、躯体、心理的不适等而需要得到更多的关爱。因此，护理人员在对患者进行生理护理的同时，应积极关注其情感变化，采取有效的心理护理，以消除患者的孤寂、紧张和忧郁情绪，并能使患者对战胜病魔充满信心，对社会充满感激，从而有助于树立正确的健康价值观。

（4）社会需求：患者需要与人交流医院生活及治疗经历，希望得到别人的支持和帮助，需要有一定的集体活动空间。需满足患者陪护、探视需求，探视访问、亲属的陪护鼓舞，可缓解患者的孤独感、被遗弃感和无助感，老人和儿童应适当提高陪护率。

4. 护理操作中体现人文关怀　护理操作是指在照顾患者的过程中最基本的一些操作，这类操作是护士最常使用的一些技术手段（如生命体征的测量、给药、病情观察等），我们可以在临床护理工作中经常看到患者会因为护理操作而求助于护士，从而开启了护患互动的旅程。因此，如何在护理操作中体现人文关怀、让护士的人文素养和关怀在操作过程中体现，是当前护理工作关注的重要领域。

（1）关怀式评估：按照护理程序，在进行任何护理操作前的第一步即是评估，所以，评估是开始。当我们面对患者，应先评估患者的人，而不仅仅是症状与体征。我们必须看到疾苦对这个人来说意味着什么，去看他是如何看待的，如何感受，如何应对与处理，有什么需求。所以，护士进行评估时，需带上敏感与敏锐，接纳的笑容与包容的胸怀，才能让患者把他的需求，他的感受，勇敢而信任地告诉我们。这种诉说，这种表达，既是一种评估，也是一次治疗。

（2）关怀式确认：所谓关怀式确认，就像是徐徐的春风，是温和的、自然的。护士面对一个情绪低落、郁郁寡欢的患者，可坐在他的床旁，关切地看着他，说："我看到你心情不好，我想听你说说，如果你愿意，请告诉我，好吗？"在这个过程中，我们需要有耐心听他们唠叨、倾听他们无关痛痒的家长里短、帮助他们完成最微小的需求，通过同理心建立起来的信任关系，是关怀式确认的有力保障。

（3）关怀式操作：在护理操作中，有很多操作需要暴露患者的隐私部位，所以，保护患者隐私是关怀式操作的基础。护理操作前关上房门或用屏风遮挡，并做好解释工作，取得配合；操作时尊重患者，让陪伴和其他患者回避，尽量减少或避免隐私部位的暴露；在操作中及操作后均要询问患者的感受，正是因为患病和诊疗，才使得患者的感受变得更加复杂和多变。而这些感受也会反过来影响患者的诊疗和康复，因此，护士在操作过程中需要对患者保持开放、敏感、接纳的心态，让患者能心情放松地配合操作与治疗，抵抗恐惧。我们相信，南丁格尔之所以被伤员称为"提灯女神"，不仅是因为她手里有一盏灯，更是因为她内心充满了光亮。所以，当护士面对一个即将接受护理操作的患者，看到患者恐慌的眼神，可轻轻地握住他的手，告诉他："别担心和害怕，我们陪着你"。

5. 实现对人的整体关怀　"病"字中间是个人，护理人文关怀的核心原则是"以人为本"。"以人为本"是人本主义基本的哲学思想。人本主义把人看成完整的个体，具有社会属性和自然属性。21 世纪，现代护理学进入了"以整体人的健康为中心"的发展阶段，这就意味着护理学是关注整体的人，关注人的躯体、精神、社会的和谐和统一。护理人文关怀正是伴随着护理学科的发展而同步发展起来的。在护理领域,以患者为中心是护理工作的宗旨,为患者提供全程优质护理是护理工作的核心,护理活动中给予人文关怀,有助于全面了解患者,系统地解决患者不断出现的不利于健康恢复的问题,把为患者解决问题的实际效果作为衡量护士行为的最高标准,在工作中对所负责的患者实行全方位的护理服务。高超的护理技术与人文关怀的完美结合是整体护理不断深化的体现,人文关怀让患者感受到护士的关心、照顾,真正满足患者的需求,使护患关系更为融洽,患者对护理工作更为满意和放心。

相关链接 ···

SHARE关怀框架起源于20世纪80年代中期的北美,1987年,Womack以Watson人性照护理论为基础,首次在构思患者服务计划时提出SHARE关怀框架,并应用于弗罗里达州复临医院。SHARE关怀框架共5条主题,包括S(sense patient's needs)感知患者需求,次主题:生理、心理、精神、社会需求;H(help patient out)帮助患者走出困境,次主题:社会资源、关怀实践、自我帮助、认可和鼓励、陪伴;A(acknowledge patient's feelings)与患者共情、同理心;R(respect patient's dignity andprivacy)尊重患者隐私,次主题:尊重患者的文化、语言、宗教、尊严和隐私;E(explain what's happening)主动告知,次主题:指导和解释。

五、人性化护理管理

随着社会的不断进步,医学的发展突飞猛进,由于各科室实行成本核算、经营管理、质量管理等一系列改革措施,人员严重缺编,人事制度改革的深化,对护理工作提出了新的挑战,使护理工作者在工作中深感压力太大。护理人性化的管理已逐渐成为医疗机构护理管理工作的重要管理模式,在调动护理人员工作积极性方面发挥着重要的作用。

1. 丰富自身修养,提高管理艺术 护理管理人员必须要充分认识自己所在的位置及岗位职责,树立正确的临床护理管理的理念,采用由护理工作人员、患者等多个维度、多方面进行思考的方式,把"以人为本"的人性化护理管理的理念贯彻于护理管理全程之中。因此,护理管理者首先应注重自身的人文知识修养,提升人格魅力,并不断地学习护理相关的理论知识,提升专业知识及技能,工作中率先垂范、以身作则。护理管理者个人的工作作风、品德修养、风度仪表、言谈举止都应起到表率作用。

2. 改变管理理念,尊重护理人员 护理管理者在实施人性化管理的过程中要实现管理观念的转变,由管住人、控制人转向激励人、发展人;以博大的胸怀和宽厚的心,充分尊重护理人员的人格、事业和劳动成果；时刻把护士的疾苦、冷暖挂在心上，根据每位护士的性格和特长，做到知人善任，人尽其才，才尽其用；加强护士素质、专业理论、业务技术的培训，使每个人都有成就感、满足感；在工作中出现差错时，切忌训斥和埋怨，要分析差错发生的原因，并积极主动地与护士沟通，帮助护士解决问题，将差错造成的不良后果降至最低，避免打击挫伤护士的积极性。

3. **实施情感管理，温馨中提高工作效率** 护理队伍以女性占绝大多数，应更加注重情感的满足与释放。护理管理者在管理工作中，应该以人为本，做到工作上严格要求、生活上互相关心，与广大护士交知心朋友，尽可能地调动护理工作者的积极性和自觉性，与她们多交流、多沟通，了解其工作的难处，在力所能及的前提下，为护士解决一些实际问题。情感的满足与情绪的稳定必将焕发饱满的工作热情，提高护理工作效率。

4. **制订合理的奖惩制度，健全激励机制** 激励机制在人性化护理管理中发挥着重要的作用。护理管理者应充分了解一线护理工作人员的心理状况、日常生活及工作能力，合理调配护理工作人员，并对其护理工作成绩给予认可、肯定，及时消除可能存在的对临床护理质量有显著影响的因素，使护理人员保持高昂的工作热情。建立健全相关考核机制，依据护理工作人员的个人能力、具体护理工作的复杂程度以及所取得的工作成绩，给予对应的物质、假期方面的奖励等，提升护理一线人员工作的主动性和积极性。同时，采取竞争性激励及知识性激励等多层次、多元化的激励手段，提升护理工作效能及护理工作的品质。

人性化护理管理必须体现人文精神与护理管理在以人的价值为中心的理念上显示高度的一致性，才能使护士真正的为患者提供全方位、高质量的服务。

六、人性化护理服务理念

护理学在相当长的时期内精于自然科学，衰于人文科学，没有确立以人为本的理念。近年来，随着高等护理教育的发展，护士整体素质得到提高。然而，以疾病为中心、技术至上的观念仍对护理人员产生较大影响，加之护理人力资源的相对缺乏，使一些临床护理人员没有足够的时间去解决患者的心理、社会问题。随着人们物质文化生活水平的提高和法律意识的增强，医学模式和护理学科的自身发展，要求护士要转变观念，树立和强化人性化护理服务理念，护理活动要时刻体现人文关怀理念。

1. **人性化护理服务理念的建立** 理念是个人目标和集体目标的统一，能驱动护理人员努力追求目标并创造性地实现目标。人性化护理是要求护士首先关心病人、尊重病人。即要关心病人生命和健康，要尊重病人人格和尊严，要关注病人权力和要求。这样，护患之间才能建立起人性化的服务氛围，护士的自身价值才能得到体现，病人的心理压力才能得到释放，身体才能早日康复。医院可以聘请部分病人做护理质量监督员，定期召开"护患沟通联谊会"，倾听他们的心声，及时了解病人的需求和建议，并根据患者的需求不断改进护理工作。将人文关怀、人文护理及满足病人要求并争取超越病人期望的理念融入护理工作中。

2. 人性化护理融入过程 人性化服务不是一句时髦的口号和表面的形式，而是一种具体的本质的内容，要融入到我们每一位护理人员的服务理念中。

（1）重视护患沟通，主动换位思考：护患沟通是人性化护理中的具体应用，我们要把病人当作一个需要帮助的弱势群体来关注，多与他们沟通交流，给予他们足够的心理支持与心理疏导，对他们提出的问题耐心解答，帮助他们树立战胜疾病的信心。运用有效的沟通技巧，针对不同个性的病人使用不同的谈话方式，力争因人而异，真正建立起相互尊重、信任、平等、合作的新型合作关系。

（2）注重护理礼仪：护士的行为时刻体现出护士的素质和修养，时刻向患者表达着关心、体贴、理解、安慰和支持，会直接影响病人对护士的感知。合体的装束、优雅的举止、和蔼的态度、亲切的语言、规范的操作，护士礼仪作为一种职业礼仪，是护士在职业活动中所遵循的行为标准，是护士素质、修养、行为、气质的综合反映，并融于职业行为和服务之中，是当今护理人员应具备的职业素质。

（3）大力倡导医院文化：医院文化建设有利于营造优质、充满爱心的服务氛围。医院需创建护理制度文化，倡导团队精神，制定相应的人文管理的机制；成立微笑护理小组，推行医德医风建设，充分重视、尊重病人的各种权力，树立"以病人为中心"的观念；建造幽雅安静的家居式环境，追求人与文化的和谐发展，展示人性关爱的踪迹。医院可通过加强职业道德、强化人文关怀理念、有目的地组织护士进行相关培训，使医院文化对护理人员产生潜移默化的影响。人性化护理作为一个新的服务理念，不是独立存在的，更不是一朝一夕速成的，而是需要不懈地学习，长期的积累。

七、人性化服务环境

良好的环境有助于诊治和康复。传统的病室环境单纯从病房管理的角度出发，注重病区标准化和规范化管理，而忽视了人性化，虽然从外观上达到了病室的规范要求，而实际给病人带来诸多不便。当管理制度与病人需求相冲突时，机械地执行制度，单纯追求管理目标，使护理管理行为脱离"以病人为中心"的根本。而人性化服务环境改变了传统的护理模式，注重人性化、家庭化，为患者创造一个方便、安静、祥和、温馨的人性化服务环境，并根据不同年龄、文化、疾病、需求而创造不同的要求。人性化护理是一门艺术，人性化服务环境不仅体现在为患者创造良好的就医及住院环境，还表现在护士优雅的举止、整洁的仪表、轻盈的动作、娴熟的操作，给人以美感，同时，护理人员还应注重使用人性化语言艺术，营造和谐的社会环境。

1. 医院环境园林化 医院应配有足够的草坪、绿地，组成绿化、净化、美化的花园式环境，并在相应地点设置配套的桌椅等，供患者散步、健身、休息、观赏之用。

2. **服务设施人性化** 把病房分为单人间、双人间、普通间，每间都有独立的洗手间，并为不能坐起的患者准备卧床洗澡机，满足不同层次患者的需要。卫生间的墙上钉上小挂钩，方便输液病人入厕使用，为使用轮椅的病人设计专用厕所，并装有护士呼叫装置；床头安装照明灯，使病人感到方便、安全；病床之间用隔帘，为病人营造了温馨的个人空间，保护了病人的隐私；病区走廊放有鲜艳的花卉，使患者步入病房心情放松；走廊两边装有扶手，为行走不便的患者提供方便；住院楼之间连接上长廊，既起到了诊疗秩序走向指示作用，又避免了患者在特殊气候中的日晒雨淋等，达到服务理念与建筑结构相融合。

3. **室内环境家庭化** 室内配置电视机、空调、冰箱、微波炉、灭蚊器等设备及物品。病室窗户明亮，墙壁上悬挂有各种壁画，多以自然景色为主，画面色彩温和宁静，使人心情愉快。室内布局突出温馨、高雅、自然和谐、舒适宽敞。在色彩方面，抢救室病房采用令人情绪稳定的蓝色，儿科病房运用符合儿童年龄特征的卡通图画及色彩，以此来降低患者的不安和恐惧感。

4. **安全环境人性化** 病区走廊放置醒目的防滑标志，公共场所放置防滑护垫，对危重、昏迷、躁动患者使用床旁护栏，以防坠床，抢救器械保持性能良好，处于最佳备用状态，实施每天早晚护理查房制度，发现问题及时解决。

5. **语言环境艺术化** 护士的语言行为是心理护理的重要手段，必须注意到语言的双向作用。温柔、亲切的笑容，鼓励和激励的语言能充分调动患者的积极情绪，减轻其思想负担，起到配合治疗的作用。反之，粗鲁、生硬的语言则可对患者产生不良刺激，甚至导致医源性疾病的发生。护士与患者及其家属沟通时，使用礼貌性的语言；当患者遇到疼痛或者缺乏自信时，运用安慰性及鼓励性的语言；当患者紧张时，采用引导性的语言，使患者放松。避免使用生硬的语调，以免打击他们的自信心。为了更好地开展人性化护理工作，须加大投入，开展层级护理礼仪和人文培训，规范护士行为和语言。

八、人文关怀在整体护理中的体现

在临床护理工作中，人文关怀集中体现在对病人的生命与健康、权利与需求、人格和尊严的维护，以及护理内部环境的人性氛围和护士的素质和品格中等，是整体护理向纵深发展的内在动力。随着社会的发展，人们的健康需求不断扩展，人文关怀也越来越显示出它的独特价值。在开展系统化整体护理过程中，应思考怎样将人性化服务落实到护理工作的各个环节，使其贯穿护理的全过程。

住院对于每一位患者及其家庭来说都是生活中的大事，疾病的严重性、检查的复杂、治疗的风险和生活上的诸多不便会让患者处在高度的应激状态。一句轻轻的问候，一个温暖的微笑，一些耐心的解释，都能够冲淡患者对疾病的恐惧，也能拉近护患之

间的关系,将爱与善的种子散播到彼此的心田。具体体现在:

1. **入院时** 患者住院时的心理特征比较复杂,刚刚来到一个陌生的环境,对陌生环境以及未知的治疗手段充满抵触与困惑,或承受着生理的疼痛及对不良预后的焦虑与恐慌,又或者难以摆脱因为肢体的残缺或病损带来的自卑,这些都需要时间去调适。有些患者入院后就进行相关的检查,这些操作会增加患者的恐惧感。因此,护理人员要主动关心和安慰患者,视患者如亲人,做到换位思考,设身为患者利益着想,用亲切、热情的态度向患者详细介绍住院环境、主管医生、主管护士,做好定餐等工作,并让患者了解到主管医生有丰富临床经验,一定能帮助其解除病痛,减轻其思想负担,产生并增强他们对医疗服务的信任感,安心地接受治疗。亲切的言语、周到的服务、细致的关怀可以消除住院患者的不良情绪,尽快适应角色的转变,重建信心与自我认同。

2. **操作时** 护理人员在实施全部护理技术操作前优先考虑的是患者感受。进行穿刺前禁止用手掌拍击血管处,以免患者感觉疼痛。神经科查体时减少对患者的损伤,操作前征求患者同意,操作后致谢。暴露性操作或敏感性话题时均遮挡隔帘,注意保护患者隐私;护士经常思考"患者现在感觉如何",从患者的角度考虑问题,并适时与患者沟通,及时了解他们的需求。

3. **交流时** 孔子说:言不顺,则事不成。语言是信息传递的载体,是维系人际关系的桥梁和纽带。人们运用语言来表达情意,是以信息交流为基本功能的沟通行为。

(1)晨间护理的交流:晨间护理是护理人员在每天清晨诊疗工作开始前完成的一系列保护、管理、照顾工作,是一天治疗和护理工作的开始。通过晨间护理,为患者营造舒适的病区环境、了解患者的需求和反馈,进行治疗前的方案告知,实现护患之间的情感互动。在实施晨间护理过程中,首先热情打招呼,根据患者的年龄、性别、职业、社会背景等使用恰当的称呼。如"您好,王先生,今天早晨感觉怎么样?";介绍自己,告知患者你的目的;倾听患者的反馈,耐心回答患者的问题。在晨间护埋过程中,切忌只埋头工作,而忽视护患之间的交流和沟通,通过晨间交流,建立和维护护患关系、收集和共享医疗信息、解释和指导不同阶段的护理方法、解决疑难问题、缓解患者的痛苦和悲伤。

(2)晚间护理的交流:晚间护理是在日常治疗和护理工作结束后、患者休息前进行的一系列照护、管理工作。通过晚间护理,护理人员能够观察和总结患者一天的病情变化、检查患者全身情况、肢体活动、用药反应等采取必要的措施。晚间护理交流中要减慢语速、降低语调,注重语言交流的互动和反馈;注意与患者的眼神接触和交流,配合合理的安抚动作;态度要柔和、动作要轻柔、减轻大幅度的操作性治疗;倾听患者的倾诉,发现并判断患者现存及潜在的问题,防患于未然,同时做出积极并有建设性的反馈。

（3）术前护理的交流：手术治疗对于任何患者来说都是一件意义重大的生活事件，尽管住院患者对于手术治疗已有心理预期，但是伴随着手术时间的临近，对患者的心理依然是一个重大的考验。术前患者往往会担心经济费用、手术的风险、治疗的效果等，因此出现焦虑、恐惧、紧张、痛苦等心理，表现为入睡困难、沉默寡言、不思饮食、烦躁易怒等。术前护理中，恰当的语言沟通能将信息准确、充分地传递给患者，保证患者的诊疗安全。护理人员应根据患者的性格、文化素养、家庭环境、社会地位等进行沟通和心理疏导。术前护理的交流中要注意目的明确，在信息交流中传递真挚的情感，想患者之所想，急患者之所急，切实解决患者的现实问题，提高患者的依从性和配合力。

（4）术后指导的交流：术后患者因身体的痛苦容易出现焦虑、悲观、退化和依赖、敏感和恐惧等心理，尤其是癌症术后患者。因此，护士要多倾听患者的心声，积极采取各种方法对患者进行放松训练和指导，注重心理疏导，帮助患者树立康复的信心。

4. 健康教育时　健康教育是通过信息传播和行为干预，帮助个人和群体掌握卫生保健知识，树立健康观念，合理利用资源，采纳有利于健康行为和生活方式的教育活动与过程。随着整体护理的深入发展，对健康教育提出了更高的要求。教育内容从疾病知识扩展到对信念、态度、行为、健康促进等方面的研究。在教育方式上，传统的宣教模式主要是护士发放宣传资料、口头讲解相关知识，往往是护士反复讲、患者记不住，难以收到很好的健康宣教效果。随着网络及信息技术的进步，宣教方式不断创新，健康教育呈现多元化。目前，护理人员主要采用语言教育法、文字教育法、多媒体教育法、网络教育法、形象教育法、实践教育法等多种方式相结合展开健康宣教。例如，将宣教内容拍成视频片段，通过网络平台推送，视频内容详细、实用且通俗易懂，画面精致，让患者更容易掌握相关疾病的健康知识，且网络平台的相关资料可以反复看，患者愿意看，看后记得住。

同时，健康教育需要根据患者的年龄、职业、文化程度及社会地位等个人情况有针对性的进行。因此，对于护士的个人素养及专业知识都提出了更高的要求，护士需要将健康教育融入在每次自然的对话中，而不是在某一时间专门拿着书本去照念。比如：对高危跌倒患者的健康教育，护士首先在患者手腕上佩戴橙色腕带，然后详细告之患者导致他易跌倒原因，也会给家属发预防跌倒小册子，让家人重视并参与预防；对于慢性病患者的宣教重点在于提高自我保健能力、消除危险因素、改变不良的生活方式与行为，提高健康水平和生命质量；也包括指导糖尿病病人自测血糖的方法，指导高血压病人自测血压的方法，指导骨折病人功能锻炼的方法，指导长期卧床病人床上排便的方法等。针对人群开展具有护理特色的健康教育活动。

多元化、有针对性的健康教育，可消除患者的恐惧、焦虑和抑郁感，消除其悲观绝望的情绪，鼓励他们接受现实、调整心态，增强其战胜疾病的信心。

5. 出院时 即将出院的患者，对于疾病相关知识已经有了初步了解，但对于预后和家庭护理知识还缺乏了解。对于出院患者，要有针对性地开展宣教和指导，全面而详细地讲解康复知识和出院后的注意事项，提高患者的生活质量。如何做好出院的宣教和指导，不仅关系到患者的恢复，也关系到护理人员关于人性化护理的思考和落实。首先，提前通知患者出院时间，以便有充足时间准备出院手续的办理，并在第一时间表示祝贺，询问患者需要，态度诚恳；做好出院带药的指导、安排复诊时间及地点、留与科内名片以便咨询；向患者进行指导时，注意谈话的方式，并且宣教要因人而异，给出详细的建议；最后，与患者礼貌的道别，这也是对患者人文关怀的延续。协助患者办理好各种手续及整理用物后，将患者送至病区门口，道别语一般以"回家以后注意休息""多保重，您慢走""祝您早日康复"为主，忌讳说"再见""欢迎您再来"等。出院前的细心指导，出院时的耐心协助，出院后的严格处理，不仅能提高出院手续办理效率，也能保证患者顺利出院，提高患者对医院的满意度。

6. 临终关怀时 绚烂多彩的人生旅程，到临终期即将落下帷幕。在人生即将谢幕的时候，人们都渴望着"善终"或者"优逝"。台湾学者研究发现临终者通常认为"善终"有三个层面意义：第一，身体平安，即身体上的痛苦减至最低，临终过程不长，身体完整、清洁、能活动；第二，心理平安，即能接受死亡、放下、了无牵挂，不孤独。第三，思想平安，即无太多杂念，觉得人生圆满或者渡过苦海即将上岸。因此，临终期的人文关怀重点在于珍惜生命、关爱生命，维护生命尊严，引导人们深刻体会生命终站转换阐发的生命本质，使临终者和他的亲友面对现实、笑迎回归，达到临终死亡精彩、平静、安宁、祥和，创造一个"优逝"的境界。

（1）临终者的生理关怀：临终期身体的各项功能日渐衰弱，临终者皮肤日渐苍白、失去光泽，会出现食欲差，肌肉逐渐松弛，骨骼运动能力下降等一系列身体问题，同时伴随失眠、焦虑、恐惧等心理问题，临终治疗原发疾病已不可能，生理关怀的重点在于积极控制各种症状，满足各种生理需求，如积极控制或缓解疼痛，增进食欲、保证营养、管理排泄、保护隐私、清洁皮肤、注意保暖等，促进临终者身体的舒适。

（2）临终者的心理关怀：在着力减轻临终者肉体上的痛苦的同时，还要关心他们的心理上承受的痛苦，要让他们感觉被需要，他们对整个家庭是有不可取代的意义。面对生命即将丧失的现实，临终者要经历否认、愤怒、协议、忧郁、接受五个阶段的复杂心理过程，此时，护理人文关怀的重点在于对临终者进行情绪上的支持和心理上的疏导，帮助他们以平静的心态接受死亡的事实。

否认期：给予正确的病情告知，注意告知的时机、人员、地点、内容及方法，告知后可以给予他们一些独处的空间，但需要确保安全；愤怒期：理解和安慰患者，让其发泄情绪，当愤怒的情绪慢慢褪去后，临终者会恢复属于他们的庄严、宁静和理智；

协议期：帮助达成人生的夙愿，鼓励临终者主动说出内心的感受和希望，运用医疗手段减轻他们的痛苦和症状，尽量帮助他们去实现愿望；忧郁期：有效的倾听和不懈的陪伴，鼓励家属多探望和陪伴临终者，让他们表达感情，不离不弃的陪伴本身就是一种强大的力量，相依相偎的倾听更是一种极大的安慰；接受期：在平静中接受死亡，应当尊重临终者的需求，创造出一种安宁、温暖、平静的氛围，征得临终者的同意，停止侵入性的治疗，避免附加的刺激和痛苦，让临终者平静的、有尊严的离去。

⚙相关链接

梅奥医学中心（Mayo clinic）于1863年在美国创立。它是以不断创新的医学教育和世界领先的医学研究为基础建立起来的全美规模最大、设备最先进的综合性医疗体系。在2014 U.S. News & World Report 全美医院排名中，Mayo 医学中心排名第一。如今，梅奥诊所在佛罗里达州和亚利桑那州另设有分所，同时拥有自己的医学院和涵盖周边几个州的数十家医疗诊所，目前其临床专家及科学家已达2700多名。

从医院里的公共场所到检查室和实验室，梅奥医院在设计上明确传达了这样的主旨：消除病人的紧张情绪，为病人提供一个庇护所，合理分散病人的注意力，向病人表示关爱和尊重，从设计中体现出医院强大的实力，尽可能不造成拥挤，方便病人认路，以及为病人家属提供膳宿。Rochester 分院 Gonda 大楼有极为宽敞的全开放式空间，大理石的地面和楼梯井，悬挂着的玻璃雕塑，各个楼层的墙上都有很多窗户里面的人可以看到窗外的花园。大楼高层的大厅里设有一个癌症辅导中心，正如医院的一位管理人员所说"医疗中心的采光越好就越能消除癌症病人心中的阴霾。"

九、人性化志愿服务

医院应以方便人民群众看病就医和提高健康素质为宗旨，贴近患者，贴近群众，在全社会广泛普及志愿医疗服务理念，大力弘扬志愿医疗服务精神，着力探索"人性化志愿服务"的运行模式。

1. 为就诊患者提供陪伴及院内护送服务，使他们在陌生的医院环境中得到支持和关怀。

（1）为老弱及行动不便的就诊患者排队挂号、检查、收费、取药等。

（2）协送年老体弱、行动不便的患者转送至其他部门。

（3）为对环境陌生的患者导向引路。

2. 定期的探访工作，服务于有需要的患者，交流战胜病魔的心得，与病友分享患病经历与感受，从而降低病友的孤独感，提高战胜疾病的信心。

3. 通过病友互助，协助病友及其家属面对疾病所带来的身心问题；增加病友、家属及医护人员的沟通联系；推广患者互助及自助精神，使病友更能适应日常生活。

4. 开展健康讲座，普及健康知识、常见疾病的防治。

十、护理人文关怀的延续

生命不止，关怀不息。护士的角色不仅仅是在病房、门诊、急诊，还有可能会深入到社区和家庭。护士不是和病房相配的，而是和疾苦相伴的。哪里有疾苦，哪里有健康的需求，哪里就有护士的关怀。

1. **出院后关怀的延续** 每一个环境的变化，都会带来新的调整。当患者从医院回到家，脱下病号服，他的患者角色可能就会慢慢地消退或者隐藏起来，但是，他的家庭角色，他的社会角色又会重新出现，进入到他生活的领域中。在这个时候，对患者的指导不仅包括出院后的用药和随访，还包括指导患者如何适应出院之后的新生活。

同时，要做好出院后的随访工作，因许多疾病的治疗和恢复都需要一个漫长的过程，随着平均住院日的缩短，大多数患者的康复都需要在院外度过，尤其是肿瘤患者。这意味着加强出院患者的随访，了解患者的康复情况，提高患者自我护理及其家庭护理能力已成为医疗活动的重要组成部分。而有效的随访交流是保证延续性护理质量的关键。随着现代科技的发展，随访的方式也增加了很多，包括电话、QQ、微信等通讯工具的随访、上门随访、门诊随访、社区随访等。通过各种方式的随访，收集患者的信息，如院外的病情、转归和预后、各种管路的维护情况等，并督促复查，了解患者的心理和社会状况，鼓励患者以积极的生活态度面对疾病和生活，以规律的生活方式保持健康。

2. **死亡后关怀的延续** 正如患者会死亡，会经历否认、愤怒、协议、抑郁和接受各个阶段的心理变化一样，患者家属在面对患者死亡的时候，也会经历一个漫长而艰难的心理过程。而且，这个过程并不会随着患者的死亡而消失，反而会把家属推到风暴的中心，让家属在各种情绪的交织中远离对自己的关爱。所以，体恤居丧期家属，是死亡后关怀延续的重要内容。护士在给患者做尸体料理的过程中，可以先允许家属表达自己的悲伤，可以和家属一起依照患者及家属的文化习俗来操作，或听听他们的想法。可以在操作的过程中，带着一份对生命的敬意和尊重来擦拭身体、堵塞孔道。

患者的离开，并不代表护士和家属之间的联系完全中断，有时可能会因为各种证明、各种保险、各种报销，护士和家属之间还会有往来，再一次见面的时候，可以再一次凝望他们的眼睛，体恤他们的悲伤，也相信他们的力量。

3. **充实自己，成长自己** 著名心理学家萨提亚说："问题本身不是问题，如何看待才是问题"。即使在当前护理人员严重不足的情况下，我们也可以在繁重的工作中，保持觉察，保持对自己的关爱。可以在一天的工作结束后，在回家的路上听一听轻松而愉快的音乐，放松身心。可以在和家人的愉快相处中，汲取能量再出发。可以在与患者互动过程中，体会那份惦记和牵挂，给自己一个被肯定的回应。

要知道自己不再是一个仅仅会注射、输液的护士，而应时刻意识到，自己的每一句话，每一个语气，每一个动作背后的动机，都将被患者觉察和感受到，成为关爱或伤害他们的工具。所以，每一次准备好物品，走到患者床前的时候，再问一问自己："我准备好了吗？"不仅是工作的准备，还包括心态的准备。每次从病房出来，再思考一下：在刚才与患者的交流中，哪些做得不好？我收获了什么？就这样，不断探索自己、充实自己、挖掘自己、成长自己。

4. 感恩生命的相遇　生命是这个世界上独特的能量呈现。它可以像春天的小草一样，稀稀疏疏地从土壤中冒出头来，再茂盛地覆盖着整个大地；它可以像冬夜的那一场雪，悄无声息地降临，然后融化。我们面对的每一个人，包括患者，都也是在这样的生命状态里交替变换着的，初生婴儿那天真无邪的微笑，孩子们奔跑的脚步，甜蜜的恋人脸上那一抹绯红，初为人母的新妈妈眼角激动的泪水，古稀老人布满皱纹的脸庞，一次又一次为我们展现出生命的力量和由这种力量生发出来的感动。

一个内心真正充满关爱的护士，一定是细细聆听过生命，觉察过生命，感恩过生命，从而对生命充满了敬意和慈悲的护士。她可以被患者顽强的生命力所感动，她可以为患者的疾苦心疼，她更可以看到患者也走在自己的生命历程里。患者不适或患病，包括死亡，只是生命历程中的一个阶段，患者终将超越这个阶段，伴随着成长，迈向下一个阶段。护士有幸成为这个阶段的见证者、陪伴者和照顾者。护士不仅不会为患者所累，反而会满怀感恩，被患者对自己的那份信任，那份依赖深深地感动。

"有时治愈，常常帮助，总是安慰"，刻在美国撒拉纳克湖畔特鲁多医生墓碑上的这句墓志铭，一直以来被当作医学三重境界的写照，昭示着医学的有限性与医学对人的终极关怀。这句话同样适用于现代人文护理的要求，一句问候，一个微笑，对患者都是莫大的支持和鼓励。

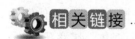 相关链接

特鲁多铭言

To Cure Sometimes, To Relieve Often, To Comfort Always. 这是长眠在纽约东北部的撒拉纳克湖畔的特鲁多医生的墓志铭，中文翻译简洁而富有哲理：有时治愈，常常帮助，总是安慰。

1837 年，患了结核病的特鲁多医生来到人烟稀少的撒拉纳克湖畔准备等待死亡，因为在那个年代，结核病就是一种不治之症，一旦罹患，只有死路一条。

在远离城市喧嚣的乡村，他沉醉在对过去美好生活的回忆中，偶尔也出去爬山打猎，过着悠闲的日子。渐渐地，让人意想不到的事情发生了，他发现自己的体力在恢复，不久居然能完成学业并获得博士学位。1876 年，特鲁多迁居到了荒野之地撒拉纳克湖畔。后来，创建了第一家专门的结核病疗养院——"村舍疗养院"。特鲁多还成了美国首位分离出结核杆菌的人，并创办了一所"结核病大学"。

1915 年，特鲁多医生最终还是死于结核病，但是，他比当时罹患该病的大多数人的生存时间要长得多。

 课后思考

1. 如何看待人际沟通与人际关系的辩证关系？

2. 人文关怀的对象是什么？

3. 作为一名护理人员我们应该怎样避免护患纠纷？

4. 在护理操作过程中，你认为有哪些方式可以表达对患者的关怀？

5. 人文关怀在整体护理中如何体现？

6. 如何将人文关怀倾注于护理管理中？

第四章 提升护理人文修养

学习目标

1. 掌握批判性思维在护理工作中的应用；信息学习规律及常用的学习方法；职业生涯内涵、特征及基本原则。

2. 熟悉美学基本知识及美学在护理领域中的应用；护士职业形象美的要求，并能够展示出来；护理信息学相关内容、影响学习的因素；护士的职业内涵，护士职业生涯规则的目的及意义。

3. 了解信息素养、学习素养及护理人才的内涵；护士、职业、职业生涯、职业生涯规划的定义。

第一节 护士科学思维修养

案例导入

李女士，65岁，确诊糖尿病5年，每日严格按照医嘱自行注射胰岛素，但近来患者血糖出现明显波动，且有几次高血糖反应，经医生重新调整剂量后仍未改善。于是护士小张请患者演示自行注射胰岛素的过程，发现该患者长期选择一个部位进行注射，该部位已出现皮下硬结及脂肪萎缩，且患者在注射后立即将针头拔出，导致未将足够的药物注入皮下。后经小张指导，患者学会适时改变注射部位并改进注射方式，后该患者的血糖得到良好的控制。

思考

1. 小张为何能发现问题所在？

2. 小张在发现问题的过程中运用了哪种思维品质？

21世纪最需要的是什么？人才。人才最需要的是什么？思维。（前苏联）苏霍姆林斯基曾经说过：劳动，不仅仅意味着实际能力和技巧，而且首先意味着智力的发展，意味着思维和语言的修养。护理也是一种劳动，要获得良好的发展，培养出与时俱进的护理人员，也必须依靠灵活而有创造性的思维。思维是地球上最美丽的花朵，在本章，我们将和大家一起去探讨如何让护理思维这朵花开放的生动而鲜活。

一、批判性思维

（一）批判性思维的概念

批判性思维（critical thinking），又可称为评判性思维。是 20 世纪 30 年代的时候，由德国法兰克福学派所提出的一种批判性理论及思维的方式。目前批判性思维的概念尚无统一标准，"批判的"（critical）一词源自于希腊文的 kritikos（意为提问、理解某事物的意义以及辨别和判断，即所谓有"辨明或判断"的能力）。1987 年，美国哲学学会应用科学的方法对批判性思维所下的概念是目前比较公认的，即评判性思维是带有目的性的，能够自我调整的一种判断的过程，而在判断的过程中是采用了一定的标准，运用了循证和科学的方法对特定的情境进行了分析、评价、解释、推理以及说明。

批判性思维最早可以追溯到古希腊时期，著名哲学家苏格拉底认为所有的知识都是从疑难中产生的，疑难和进步是相辅相成，互相促进的。他认为他教授给别人的知识，是别人已有的，只是自己并不知道，而他自己就像一个助产士一样帮助别人产生知识，这主要体现在他常常采用诘问式的形式去揭露对方的无知，动摇对方的论证。苏格拉底批判性思维的实践后来被众多的学者所继承，也不断的发展。到了 20 世纪的时候，人类对批判性思维的认识更进一步，对其本质的了解也越发明确，认识到批判性思维的重要性，批判性思维应当是人的一种能力，每个人都应该接受有关批判性思维的训练。并且在 20 世纪 80 年代的时候，批判性思维这种思维方式进入了护理领域并受到了广泛关注，并认为护理人员都应具备这种能力，以帮助护理人员分析和解决临床上遇到的问题并做出决策。1989 年，美国护理联盟又将批判性思维能力作为判断护理教育质量的标准之一写入了护理本科的认证指南中。

为了更好的促进批判性思维在护理领域的应用，学者们站在护理的角度给批判性思维下了一些定义，例如 Kataoko-Yahiro 等人认为批判性思维在护理学科的应用是针对解决护理问题的不同办法的一种反思与推理过程。Adamas BL 则认为，评判性思维是收集各项资料，并针对患者具体情况提出护理诊断和护理措施，为患者制定最适宜的个体化护理计划的思维过程。而 Alfaro-Lefevre 则提出护理的批判性思维是依据实际情况，运用科学的原理和方式进行判断的一种有目的性和指向性的思维过程和能力。

但是应当注意的是，批判性思维并不是让人以苛刻和挑剔的眼光去看待事物、批判事物，而是应当站在公平公正的角度提出客观的理性的质疑，并进行反思，进而进行调控，使得护理工作越做越好。在现代护理服务中，护士不再是医生的附属，护理是一门独立的专业，作为护理人员，要有专业的判断能力和解决问题的能力。而具有批判性思维有助于护理人员更好的解决遇到的护理问题，并进行改善。

（二）批判性思维的组成

虽然对于批判性思维的定义众说纷纭，在护理领域中，对批判性思维的描述也并不一致，但都基本包括了认知技能和情感态度这两个方面。接下来我们就从这两个方面来论述批判性思维的组成。

1. 认知技能方面 也可称之为智力技能，掌握这些认知技能，有助于护理人员根据自己的知识和经验，对所遇到的具体的情况作出合理的判断，就认知技能而言，主要包括以下几方面：

（1）分析：护理人员针对具体的情况进行全面的剖析，以认识思维对象的本质，功能以及与事物之间的联系。也就是说，护理人员应当利用批判性思维对搜集到的资料进行分析，透过现象看到事物的本质，及早发现隐藏在现象后面的问题。

（2）应用标准：利用一些原则（专业、伦理原则等）对事物作出判断，并评价经验、情境、意见、判断、感知、论证等的可信性。这也是符合护理程序的步骤的，而在护理领域中的评价包含了对护理措施的评估以及对证据的评估等。

（3）识别：仔细辨别各类问题和答案中的共同点和不同点，进行分类和排序，这项技能在对多个护理诊断进行排序时也可以应用得到，例如我们应当把威胁到患者生命的护理诊断放在最优先的地位，使对患者的救治更为合理和有效。

（4）寻求信息：对所搜集到的资料进行提炼整合，寻找其中和健康有关的主客观的、当前的和既往的资料，获得所需要的知识、事实以及证据。护理人员只有全面的掌握了资料才能有效的运用批判性思维，也只有不断的更新所获取到的资料，不断的去寻求所获得的资料中的有用信息，才能制定出有效的、个性化的正确的护理措施和护理计划。

（5）逻辑推理：批判性思维不是想当然，是以客观事实作为依据，护理人员根据收集到的资料进行合理的提炼和判断，根据患者的，实际情况，给予最适宜的护理措施。

（6）预测：预测是护理人员在对收集到的资料进行分析并制定行为方案的过程中，运用批判性思维推测可能得到的结果。也就是说，护理人员在护理患者的过程中，不能只着眼于患者当前的健康问题，同时还要看到患者可能会发生的健康问题，并给出有效的预防措施。

（7）知识迁移：实际上是指一种学习对另外一种学习的影响。应用在护理上就是护理人员在面对不同的情境时，将以往的知识和经验与现有的信息资料进行整合，做到具体问题具体分析，具体解决。

（8）解释说明：将分析所得到的结果以让人信服的形式陈述表达出来。先将护理问题进行归类，对所遇到的护理问题的性质毫无偏见的给出定义。然后针对该问题解读其意义，如向患者解释所获得的一些数据的意义。

2. 情感态度方面　也可称为批判精神，是指在正确运用批判性思维的过程护理人员应当具备的一些态度、原则、个性等，例如客观公正、自信果敢、思维活跃、敢于创新、执着负责、学术正直等。

（1）客观公正：使用批判性思维的时候应当本着客观公正的立场，对他人和自己的观点都应本着相同的标准去检验和质疑，客观正确地去评估各方面的观点，而不是依据不同的评价对象制定不同的评价标准。

（2）自信果敢：护理人员的自信来自于丰富的专业知识以及临床护理经验上，临床经验越丰富，在处理患者的健康问题时就越为自信，也更为果断。

（3）思维活跃：护理人员在遇到问题的时候应当进行多方面的考虑，综合各方面的意见（包括患者，患者家属等的意见），同时对于新的观点能够正确的分析它的利弊，同时正确面对自身在分析问题是可能存在的偏倚，正确利用批判性思维，得出最为合理的结论。

（4）敢于创新：护理工作本来就是一项具有创造性的工作，而批判性思维也是一种带有创造性的思维，护理人员在工作中通过仔细观察，能够发现原来的护理措施或者是护理用具存在的一些问题，从而进行改善。

（5）执着负责：护理人员面对的是患者的生命，这就要求护理人员一定要有足够的责任心，才能更好的保障患者的安全。此外，对所遇到的问题也要具有执着的探索精神，扩大自己的知识面，运用批判性思维去寻找护理问题的答案，这样才能更好的为患者服务。

（6）学术正直：护理人员在进行科研的过程中，一定要实事求是，呈现真相，当发现真相和自己的预期有出入时，也能够利用批判性思维寻找原因，修订观点，并将真实的事实完整的呈现出来。

（三）批判性思维在护理领域的应用

随着经济社会的发展，人们对于健康的要求越来越高，相应的对护理人员的要求也就逐渐提高。要成为一个符合当今社会需要的护理人才，掌握批判性思维的能力是非常重要的。

1. 批判性思维在临床护理实践中的应用　护理程序是解决临床护理问题的科学的护理工作方法，它包括了评估、诊断、计划、实施和评价五个步骤，将批判性思维融入到护理程序当中，能够帮助护理人员就遇到的护理问题进行更为缜密的思考。如考量在评估阶段我们所收集到的资料是否真实、全面、客观；在护理诊断阶段，对于护理问题及相关因素的判断又是否准确；在提出护理计划的阶段，对于首优、中优和次优问题的排序是否合理，制定出来的护理计划是否符合患者的需要；在实施护理计划的阶段，还应当注意患者的病情变化，根据具体情况实施护理操作；在最后的评价阶段，更加应该利用好批判性思维，对整个护理程序的过程进行反思和评价，评估预期目标的实现程度，找出其中存在的问题并进行反思修改。

2. **批判性思维在护理教学中的应用** 俗话说，授之以鱼不如授之以渔，在护理教育中，教师不仅要传授给学生护理的基本理论以及实践操作技能，更重要的应该是传授给学生一种思维方式，以培养他们今后在临床护理实践中解决问题的能力。由于在以往的护理工作中，临床护理工作多是从属于医疗工作。因此，在我国传统的护理学教育中，对于理论和技能的培训尤为重视，对学生的思维方式却没有给予足够的重视。批判性思维对于护理人员在临床上解决护理问题非常重要，但是，思维能力的提高是一个循序渐进的过程，需要护理各学科教师在教学的过程中引导学生反复的实践摸索，给予学生充分的自主性，重视学生的创造性，以培养学生发现问题、思考问题、独立解决问题的能力。例如，在课堂上可以采取案例分析、问题导入等教学方法，引导学生去思考和探索，激发学生的求知欲，提高学生的学习积极性。而在进入临床之后，护理人员应当有意识地去运用批判性思维，直至将批判性思维内化为自己的思维习惯。

3. **批判性思维在护理科研中的应用** 护理科研是护理领域的重要组成部分之一，是对护理学的内涵和本质的一个研究和探索的过程，是促进护理学发展的重要护理活动，而要做好护理科研就应当使用到批判性思维。利用批判性思维对护理领域的各种现象、方法、观点等进行质疑及反思，从而指导护理研究的进行，探寻合理解决护理问题的途径，最终找到新的方法、新的模式或新的观点，从而促进护理专业的发展。

4. **批判性思维在护理管理中的应用** 护理管理者正确的应用批判性思维有助于他们从各个方面理性的、客观的去分析和认识问题，找出解决护理问题的最佳方法，提高护理管理的效果，保证护理的质量。例如，在护理人员犯错的情况下，不应一味地去指责护理人员，而应当用批判性思维去分析为何会出现这种情况，是客观的还是主观的原因导致这种情况的出现，从而有针对性的去解决问题。同时，护理管理者也应当引导护理人员在工作中使用批判性思维，这也有助于提高护理人员的科学思维能力，使护理工作得到改善。

二、创新思维

所谓创新，是指"创造性，新意"。创新思维（innovative thinking），又可称为创造性思维，创新思维是指人们以独特的，新颖的方式去解决问题的思维活动，这种思维突破了常规思维的限制，是具有一切崭新内容的思维形式的总和，是能够产生新颖独到的思维成果的特定范畴。我们可以对此定义作出如下的理解，创新性思维不是抛弃以往已获得的知识和经验，而是在以往知识、经验以及一般思维的基础上创造出新的方式、方法、途径等，它是人类思维能力得到高度发展的体现。同时，在创新性思维的过程中，逻辑与非逻辑思维、抽象与形象思维、发散与聚合思维相互促进补充。也就是说，创新思维是多种思维优化组合的成果。

三、护理工作中的创新思维

创新是促进科学发展的动力，随着时代的发展，护理也成为了一门独立的专业，护理专业要更好的为患者服务，赶上西方发达国家的护理水平，运用创新性思维促进护理专业的发展刻不容缓。

（一）护理理论的创新

长期以来的科学事实表明，一门学科要发展就必须在理论上有所创新，这样才能促进学术水平的发展。理论创新包括了理念、学说、概念、职能模式等方方面面的创新。当前临床护理人员的创新意识虽已逐渐觉醒，但是创新的重点却集中在护理技术以及操作规程上面，这方面的研究虽然重要，但要把护理学的理论系统化、完善化，在护理的领域提出新的观点，才能增强护理作为一门专业的独立性。

在护理理论的创新上，美国护理学专家奥瑞姆提出了自护的护理模式，这一理论的提出使得护理人员在维护、恢复和促进健康中的地位得到了提升，丰富了护理专业的内涵。此外，还有一些新的护理概念被提出，例如护理学家们提出循证护理的概念，且美国的 Rasmussen 还运用循证护理的模式找到了管理胸疼的最佳办法。

当前，护理学概念也是在不断的变化和完善的过程，而这些相关概念的变化也促进着护理人员思维的变化，也直接导致他们在护理行为上的变化。这有助于护理人员在实践中去检验新的护理理论，反过来再促进护理理论的发展。

（二）护理实践的创新

护理实践的创新包括了护理技术、护理器材、护理教育实践、护理服务与管理等方面的创新与实践。

进行护理实践的创新需要根据目前护理实践中最为困难的问题进行反思，在以往知识和经验的基础上进行大胆的创新，也可以将其它学科行之有效的方法融合到护理工作中来。

护理技术创新包括了护理方法的改进及操作技巧的革新等。例如，采用人工肛门的患者对稀便及灌肠液不能自控，用传统的灌肠方法易导致灌肠液的反流，影响灌肠的效果不说，还会污染患者的皮肤，进一步影响患者的自尊。因此，就有护理人员受到肛肠疾病术后大出血时应用气囊肛管的启发，应用气囊肛管为人工肛门的患者进行灌肠，取得了很好的效果。

护理器材的创新则是指对各类护理设施及用具的关注和改良，其目的是能够更好的治疗患者的疾病和减轻护理人员的工作负担。例如，传统的输液器在使用之前甚至是使用的过程中都需要排气，某医院的护理人员就发明了不需排气的输液器，从而减轻了护理人员的工作负担，也减少了在输液过程中空气进入患者血管的可能。

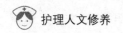

在护理教育方面的创新,我国也开始慢慢摆脱传统教育的束缚,也不照搬西方模式,而是开始探索符合我国国情的护理人才培养模式。不仅对护理专业的课程体系和教学内容进行了优化,同时还改革了教学方法和教学手段,例如,编写符合护理学科发展和人才培养需要的新教材,采用翻转课堂等新型教学模式,采用互动教学法,以问题为中心的教学方法,探索导师制改革等。

护理管理和护理服务的创新是相辅相成的,护理管理的创新包括了质量的管理、质控的方法、规章制度、布局流程等各方面的创新,而护理服务的创新有优质护理服务示范工程以及长期护理服务模式试点项目等。好的护理服务离不开完善的护理管理,而护理管理又反过来促进了护理服务的发展。

第二节　护士美学修养

案例导入

小李是一名护士,平时十分看重自己的外在形象。小李上班时喜爱化浓妆,喷较浓的香水,戴闪亮的耳环和手镯。她认为这样可以显得容光焕发,取得病人的好感,但护士长却经常批评小李,认为她的护士仪容不合格。

思考

1.小李的护士仪容中存在哪些问题?

2.请帮小李设计改进的方案。

一、美学概述

俗话说,生活中从不缺少美,而是缺少发现美的眼睛。美,无处不在。高山流水、日月星辰是自然的美,琴棋书画、歌曲戏文是艺术的美,问候的语言、甜美的笑容是生活的美。人们向往一切美好的东西,但,到底什么是美呢?

(一)美的本质

人类一直在对什么是"美"这个美学的核心问题进行探讨,由于各花入各眼,人们对于美的感受存在着差异,本书将从美的主客观方面来对美的本质进行探讨。

1. 客观论　客观论认为美是一种具有客观性和现实性的社会存在,也就是认为美在于客观事物的本身。如事物的形状、色彩、大小等。这些都是真实客观存在的,可见,美不因人的意志而转移,具有客观性。

2. 主观论　主观论认为美是人们内在的一种心理状态或是心理构造物,也就是说美在心里。例如柏拉图认为"美"是理念,黑格尔认为"美"是理念的感性凸显,休谟认为每个人心里都有一种不同的"美"，高尔泰认为"美"在于心而不在物。主观论承认了人有审美能力，强调了人具有主观能动性，人的主观心理在审美过程中有不可或缺的作用。但却忽略了在审美过程中审美对象的重要性，认为美只是人类一种封闭的内心活动，是唯心主义的表现。

3. **主客观统一**　论主客观统一论认为"美"在于心和物的关系上，美不单纯在心，也不单纯在物。但是要注意，主客观统一并不是将主客观简单的放在一起，而是主客观彼此相契合的一种具有特殊性质的关系。也就是说，人对美的感知不在物本身，而是人们在既定的主观心理影响下，其意识对"物"的反映。如，要感受到山水的美，山水的存在只是形成美的客观条件，它必须反映在人的意识里，结合人的审美观，才能成为"美"。

4. **马克思主义美学论**　马克思主义认为美同时具有自然和社会两种属性，它是社会实践的一种产物。也就是说，人类的社会实践活动联系着美的主客体，应从美的主客体间的关系去寻找美的本质。人具有主观能动性，拥有改造世界的能力，人们将客体改造得符合自己的主观目的，给予客体人的社会性的内容，打上了人的智慧的烙印。而这些客体在人的意识中的反映，又让人看到了自己的才能、思想和智慧等，带给人欢愉的感觉，而人类所感受到的这种欢愉，其实就是对美的本质感受，事实上，将人的本质力量对象化就是对美的体现。

（二）美的特征

1. **客观社会性**　美的存在是客观的，是不以人的意志为转移的，对美人类有公认的判断标准，是一种带有社会性的价值体验。美既有自然属性也有社会属性美，任何美都离不开事物的自然属性，否则无法将美表达出来，正如文学无法脱离语言、绘画不能脱离色彩。而美也具有社会性，是人类实践的一种产物，如布匹变成了衣物、木材变成了家具，这些都带有事物的社会属性。

2. **具体形象性**　美不但是一种抽象的概念，而且也是一种具体的，有一定的观赏价值、能被人类感受到的直观形象，它需要通过一定的声音、线条、色彩等展现出来。就好比一个美人，如果仅说她美是无法给人具体的印象的，而在《红楼梦》中，曹雪芹先生对林黛玉的描写："两弯似蹙非蹙罥烟眉，一双似喜非喜含情目。态生两靥之愁，娇袭一身之病。泪光点点，娇喘微微。闲静时如姣花照水，行动处似弱柳扶风。心较比干多一窍，病如西子胜三分。"一位娇滴滴的病美人形象跃然纸上，宛如就在人眼前。

3. **诚挚感染性**　美，千变万化，但这变化万千的美却有着一个共同的特点，就是能在情感上感染人，令人有喜悦、快乐、爱慕之感。爱迪生曾经说过："最能直接打动心灵的还是美。美立刻在想象里渗透一种内在的欣喜和满足。"就如：人们在阅读如《红楼梦》这样的优秀作品时，会在精神上获得满足。而这种满足又区别于因人的

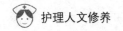

感官得到满足而引发的生理快感，而是人们内心得到满足的一种精神快感。

二、护士职业形象美

良好的护士职业形象直接带给患者及家属美的享受，作为护理人员，应随时注意自身的仪容仪表及言行举止，以体现出护理人员严谨的工作作风和高尚的情操。

（一）护士工作时仪容礼仪

护士仪容修饰应遵循以下几个原则，即适度性原则（自然适度不夸张）、协调性原则（符合 TPO 原则）、表现性原则（在规范得体的基础上突出个人气质）及统一性原则（内外兼修）。

1. 护士面部修饰与化妆　①面部修饰原则：整洁大方、简约得体、健康端庄。②护士化妆原则：真实自然（不可浓妆艳抹）、扬长避短、适宜得体（符合护士身份）、整体协调。③护士化妆禁忌：忌当众化妆、忌离奇出众、忌浓妆艳抹、忌妆容残缺、忌借用他人化妆品。

2. 护士头发修饰　头发应定期清洗、修剪，保持头发的洁净整齐。女护士短发者可自然后梳，做到前不遮眉，侧不掩耳，后不搭肩，发长不及衣领。长发者应将头发盘起或用网兜套住，做到低头时刘海不挡视线，侧不掩耳，后发辫不达衣领。男护士头发应做到前不过额，侧不掩耳，后不及领，不剃光头，不留阴阳头，不蓄长发，不扎小辫，不留大鬓角。

3. 肢体修饰　①上肢：护理工作者不穿无袖装工作，勤洗手，不留长指甲，指甲里不能藏污纳垢，不涂指甲油，不戴首饰，并注意对手部皮肤的保护。②下肢：男护士不应暴露腿部，即不穿短裤；女护士应着专用护士裤或肉色丝袜，护士服内的私人裙装或短裤长度不能超过护士服下摆。

（二）护士工作时着装礼仪

1. 护士着装基本要求　①护士服是护士身份的象征，为方便患者识别护士的身份，激发护士的职业认同感，在护理工作中必须穿着护士服，并在左胸上方佩戴工作牌，标明护士的姓名、科室、职务和职称。②护士服的色彩多为白色，代表着纯洁和善良。妇产科及儿科的护士可着粉色护士服，代表着温暖柔和。手术室及 ICU 病房护士可着绿色，代表着生命，可减轻患者的焦虑并增强信心。同时，护士的着装应统一，并保持护士服的整洁适体。③在穿着护士服时，不可长发披肩、留长指甲、涂指甲油、戴墨镜或是首饰。可适当化妆，但不可浓妆艳抹。

2. 护士着装具体要求　①护士帽：根据实际选择佩戴燕帽或圆帽。佩戴燕帽前应整理好头发，燕帽要戴正、戴稳，距前发际线 4~5cm，可用同色发卡在帽后固定。为满足无菌操作的要求和保护性隔离的需要，可佩戴圆帽。配戴圆帽时应注意将全部头发遮于帽内，前不遮眉，后过发际，帽缝应在后面，不佩戴头饰，将边缘整理平整。

②护士服：无论是穿着连衣裙式护士服还是分体套装式护士服，都应满足以下要求，即尺寸合身、领扣、衣扣及袖扣扣齐扣好、正确佩戴工作牌，护士鞋应选择乳白色或白色、低跟或坡跟的软底透气且防滑的鞋子，并保持干净洁白。穿着无破损的浅色或肉色袜子，且袜口不可暴露在裤脚或裙摆之外。③发饰：选择大方、素雅的头花或发卡，避免色泽鲜艳、造型夸张的发饰，以免给患者造成不良刺激。

（三）护士体态礼仪

1. 护士站姿 ①基本要求：头正颈直，两眼平视前方，下颌微收，嘴角略含笑，头、颈、躯干成一条直线，两肩自然下沉，挺胸、收腹、立腰。②自然站立时，两手自然下垂、掌心朝内分别置于大腿的外侧，女护士双腿并拢，双脚平行直立，男护士的双腿可稍打开但需窄于肩部。③规范站立时（适用于女性），双手交叠放于腹部，右手置于左手上，足跟并拢，足尖分开约 10cm，呈"V"字形。

相关链接

站姿训练方式

1. 九点靠墙法或九点背靠背法：站立时后脑勺、两肩、臀部、小腿和脚后跟均紧靠墙壁或是和个子相当的人背靠背站立，上述九点紧贴对方。

2. 四本书法：自然站立时，将一本书顶在头顶，此外在两腋下，两大腿间各夹一本书，保持平衡。

2. 护士坐姿 头正颈直，上身保持正直，两眼平视前方。女护士双腿应合拢，足尖向前，双手交叠置于腹部和大腿的交界处或是大腿之上；男护士可双腿分开与肩同宽，将双手掌心向下平置于大腿上。上身和大腿、大腿与小腿均保持 90°，注意只坐座位的前 1/2~2/3 左右，身体不可靠上椅背。

3. 行姿 在站姿的基础上进行行走，注意保持肩平不摇，走路时双臂自然地前后摆动，手臂和身体的夹角一般约为 10°~15°，前摆约 35°，后摆约 15°，起步时，身体略前倾，重心落在前脚掌上。注意足尖前伸两脚交替的踩在虚拟的直线上，足跟先落地。

4. 蹲姿 护理人员常用高低式蹲姿，即左（右）脚在前完全着地，右（左）脚在后足尖点地，左（右）的膝盖高于右（左）脚的膝盖，上身挺直，臀部自然下垂。

5. 手姿 ①指示方向：将左手或右手抬高到适当高度，并拢五指，掌心朝上，以肘部为轴，向目标伸出手臂，注意不可用手指指指点点。②端治疗盘：双手各握在盘的两侧，用掌指托住治疗盘，两肘靠近腰部，前臂和上臂垂直，治疗盘应距护士服约一个拳头的距离，不可触及护士服，端盘时要端平端稳。③持病历夹：在基本站姿的基础上，病历夹正面朝向自己，左手握住病历夹右侧边缘中部，将病历夹下方斜靠于身体左前侧，且病历夹与身体呈锐角，右手自然下垂即可。翻阅病历夹时，左手握住病历夹前端，病历夹放置在左手臂上，右手的大拇指和示指从病历夹中的缺口处将病历夹轻轻翻开。④推治疗车：护士站于车后，双手扶把，两臂均匀用力，重心集中在前臂上，上身可略向前倾，治疗车勿触及护士服，匀速前行。

三、护士的审美修养

护理是一份神圣的工作，护理工作中处处都有美的存在，现代护士应学会发现工作中的美，更好地为患者服务。

（一）护士审美修养的含义

护士审美修养是指护理人员学习美学理论，并在护理工作中自觉地进行自我锻炼、自我陶冶所培养出的对美的感受、鉴赏及创造的能力及品质的过程。护士要提高审美修养，必须自觉地提高知识修养及道德修养，并在护理实践的过程中对美学的知识加以运用、学习和提升。也就是说，护士审美修养的提高应该是一个终生学习的过程。

（二）护理的审美评价标准

护理的审美评价标准有主、客观之分，所谓的主观标准是指个体根据自己的审美趣味及检验对审美对象作出的审美评价，个体与个体之间存在明显的差异；而客观标准是指在长期的社会和护理实践中逐步形成并完善的，并被大多数人接受的审美评价标准，我们将其分为了以下三个方面。

1. **求真** 所谓"真"是指实事求是，护理审美评价的前提也是"真"，是对审美对象的发展变化规律的探求。护士在护理工作中必须秉持着严谨、实事求是的工作态度，熟练掌握护理程序的工作方法，不断在护理实践中改进护理工作方法，提高护理的质量，这才是真正的护理美。一旦脱离了"真"，在护理工作中就容易出现差错事故，也就失去了护理的美感。

2. **求善** "善"是指对社会、对人类有益，护理审美评价的道德标准就是"善"。在护理审美评价中，"善"主要是指伦理道德。作为救死扶伤的护理人员，应当有一颗善心，这主要体现在对患者的关怀、真诚的态度，时刻为患者考虑的语言和行为，与同事的相互协作，对工作的忠于职守等。这些都可以让人体会到护理职业的美。一名护理人员如果不具有善的特质，那么即使她具备再美好的外在形象和再精湛的技术，所带来的美感也是残缺不全的。

3. **求美** "美"是指事物或行为所具有的让人愉悦的外在形态，护理审美评价的重要尺度就是"美"，真是美的基础，善是美的灵魂，三者合一才能给人带来完美的美的享受。护士的美在于内在美和外在美的统一，就是护理人员既要具有丰富的专业知识、精湛的护理技术，也要拥有优雅得体的举止及外表。这才能形成护理的整体美。

（三）护理的审美评价方式

在护理审美评价中，评价者从注意、体验、品味、评判这几个方式由表及里的对护理实践的美进行评判。

1. 审美注意 审美注意是指人们在审美的过程中，对于特定的审美对象的指向与集中。这是人们进行审美评价的第一步。

2. 审美体验 审美体验是指审美对象给审美评价者带来的切身感受，包括了以下几个心理因素。①审美感知：审美感觉和知觉统称为审美感知，是美好事物直接作用于感觉器官时大脑作出的反映，从知觉和情感层面体会到直接的护理美。随后，更高级的心理现象如审美想象、理解和情感会在审美感知的基础上产生。②审美想象：是审美主体调动过去的经验、表象积累，在审美感知的基础上对审美对象进行完善、丰富和新形象创造的心理过程。③审美理解：审美主体对审美对象的特征和规律的领会及把握，并且它渗透贯穿在审美感知、审美想象和审美情感等的过程中，可以让审美主体更好的理解审美对象的内涵和意义。④审美情感：是指人对客观事物产生的主观态度体验和身心变化，任何的审美体验都会伴随情感的触动。

3. 审美品位 指审美主体以审美体验为基础剖析和品味审美对象的属性，审视和反思美的整体意味及内涵。通过审美品位可以从理智层面把握和理解护理美的深层韵味及意义。

4. 审美评判 在审美体验和审美品位的基础上对审美对象的美丑做出的一种判断和评价。它结合了感性的审美体验和理性的审美品位，在对审美对象全面深入反复的感知过程中，做出符合审美事实的评价。

四、护理工作中的美学应用

护理的美无处不在，护理人员要对护理的美心存向往，才能不断的在护理工作中探索美、发现美，进而让护理工作更具美感。

（一）护理环境美

环境是影响生命及有机体发展的所有外界因素的总和，护理环境的好坏直接影响着人们的活动与健康，包括了护士、患者以及其他进入护理环境的人。这里的护理环境是指病区的物理环境，在护理工作中，为了满足患者的需要，护理环境应当具备以下几大要素：

1. 整洁美 整洁是对病区环境的最基本的要求，此处的整洁包括医院、病区、病房、床单位、工作人员和患者的整洁，以满足患者舒适和康复的要求。如：病区内的墙壁、地面和物品等应及时定期消毒，物品应摆放有序，床单位保持整洁美观，医疗废物、患者的排泄物应及时清理等。

2. 舒适美 病房的环境不只需要整洁，也需要舒适，因此，需要对病房环境进行进一步的美化。如一般病房的温度应保持在 18℃ ~22℃，婴儿室、产房等特殊病房的温度应保持在 22℃ ~24℃；相对湿度应控制在 50%~60%；为增加氧含量，降低二氧化碳的含量以及减少微生物的密度，注意病房通风，每天定时开窗透气，每次约 30 分钟左右，但冬天通风应注意保暖，特殊病房可采取空气过滤、消毒和灭菌；病房采光应尽可能利用自然光，但阳光不宜直射眼睛，午休时应遮挡光线，夜晚睡眠时可使用壁灯或地灯，既不影响患者睡眠也方便护理人员查房；研究发现，色彩对人的情绪、行为和健康均有一定的影响，病房可适当摆放鲜花或绿色植物，此外，蓝色和灰色有安静镇静之效，绿色可让人集中注意力，浅蓝色可让人心胸开阔，乳白色让人感觉整洁宁静，一般病房可在上方的墙壁涂白色，下方采用浅绿色或浅蓝色。

3. 安静美 噪音可引起人们烦躁、紧张的情绪，WHO 规定，人类的噪音白天应控制在 35~40dB，为控制噪音，护理人员应做到"四轻"，即说话轻、走路轻、操作轻、关门轻。除此之外，还可采取其他一些措施控制噪音，比如，使用带隔音效果的建材，病房的门窗及桌椅脚上钉上橡胶垫，减少探视者等。

4. 安全美 保障患者的安全是护理人员重要的工作内容之一，医院应采取各种手段消除不安全的因素，例如，病房的布局上应留有足够的空间，床间距应足够且床与床之间应用隔帘遮挡，病房、卫生间、浴室等应装呼叫系统，防火设施完善，为昏迷患者加床档或保护具以防坠床或撞伤等。

（二）护理人际美

护理人际美是指护士在社会生活和工作实践中所发生的人际、人群或是公共关系的活动，能使关系双方都能感受到美，建立和谐良好的人际关系。护理人际美不仅表现在护患关系上，也表现在医护关系、护际关系、护士与患者家属的关系上，只有各方面人际关系都和谐，才能在护理工作中如鱼得水。

（三）护士内在美

内在美和外在美的统一才是真的美，内在美是指人的内心世界的美，是人的道德、性格、情操等内在修养的具体表现。护士的内在美包括了性格美、气质美、品德美及素质美四个方面。性格美是指护士所具备的能够胜任护理工作的良好职业性格。如护士应当具有同情心，有敏锐的观察力、良好的学习能力，认真负责的态度等。气质美是指护理人员在护理实践和与人交往中体现出来的良好而稳定的心理特征。护士所具有的气质应该是高洁的、开朗的和沉稳的。品德美要求护士具有正直、诚实、庄重的特质，要树立良好的职业观和价值观，有无私奉献的精神。素质美是指护士通过后天的学习、实践而形成的良好的生理、心理特征和品德、智能、思维方式、劳动态度及审美观等方面的修养水平。护士应具备的良好素质有正确的政治思想素质、高尚的职业道德素质、良好的专业素质和强大的身心素质等。

（四）护士外在美

良好的护士职业形象能给人以美的享受，促进患者的康复。详见本章护士职业形象美部分。

（五）护理的群体形象美

护士是"白衣天使"，白衣天使的形象需要每一位护士共同创造、维护，每位护士的一言一行都影响着护理行业的整体形象。社会期望护士具有温柔、善良、美丽的特质，这体现了人们对救死扶伤的白衣天使的形象要求，以及对美的向往。而除了美丽的外在形象外，护理人员还应在社会中树立起自立、科学、理性和坚韧的专业护士形象，即融专业学术及美丽外在为一体的形象。

在社会中建立良好的护理群体形象是一个长期的过程，需要通过社会、专业的生活环境同护士专业的自我良性互动等过程来实现。首先，护士应加强学习，提高对美的感受力和创造力。其次，培养护士的集体荣誉感，使护士自觉树立和维护良好的护理团体形象。再次，培养护士良好的职业道德和高尚的情操，加强专业知识学习，提高自身素质。

第三节 信息素养概述

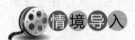

　　沃尔玛公司开始进入规模化市场扩张和发展阶段时，率先在行业内使用各种先进技术的电子商务信息系统化管理模式。以先进的信息化技术为手段，以信息流为中心，带动物流和资金流的运动，通过整合全球供应链和全球用户资源，实现零库存、零运营成本和与用户零距离的目标。终于沃尔玛快人一步，成为零售业巨头。

　　思考

　　1. 沃尔玛公司为什么会成功？

　　2. 对你有什么启示？

有人说：一个发育很好的头脑，一种学习的热情，以及把知识融会到工作中的能力，是通向未来的关键。飞速发展的信息时代，护理工作者只有不断学习，提高自身的创造能力和信息素养，才能迎接未来的挑战！

一、信息素养

（一）信息素养的内涵和构成

1. 信息素养的内涵演变　　"信息素养"（Information Literacy）一词最早源于美国，是随着现代信息社会的逐渐形成和快速进步而对人们提出的一种跨越人文和科学范畴的综合性个人素养要求的描述。其本质是全球信息化需要人们具备的一种基本能力。信息素养的概念最早是由美国信息产业协会主席保罗·泽考斯基（Paul Zurkowski）于1974年提出的。他把信息素养定义为"利用大量的信息工具以及主要的信息源使问题得到解决的技术和技能"，并且预言在未来10年中，信息素养的培养将是国家发展的重点。

20世纪80年代初，信息技术渗透到了社会生活的方方面面。以计算机为核心的信息技术极大地丰富了"信息素养"这一概念内涵。20世纪80年代末，美国出版了两个重要文献，强调图书馆在信息素养教育过程中的重要地位。其一是《信息素养：图书馆中的革命》，它的主旨是：高质量的教育是帮助学生成为终身学习者，并成为有效信息消费者的必要条件，具备了信息素养的学生，能够在任何个人和专业需要的时候找到相关有效信息，成为独立自主的学习者。其二是美国图书馆协会下设的信息素养主席委员会在1989年发表的信息素养年度报告，该报告对信息素养的含义进行了重新概括："要成为一名有信息素养的人，就必须要判断何时需要信息，并且懂得有效地查询、评价和利用所需要的信息。"它作为第一份论述信息素养的纲领性文件在全球迅速地引起了轰动，强调了信息素养对个人、企业甚至整个社会的重要性，提出了"信息素养是信息社会人的生存能力之一"的重要论断。

20世纪90年代，随着计算机网络技术的飞速发展和广泛应用，信息素养的内涵又有了新的解读。1992年，Doyle在《国家信息素养论坛最终报告》中指出：一名具有信息素养的人，他（她）能够懂得精确完整的信息是做出合理决策的基础。能够确定对信息的需求，并形成基于信息需求的问题；确定潜在的信息源，制定成功的检索方式，从包括基于计算机以及其他信息源获取信息、评价信息并组织信息用于实际的应用，将新信息和原有知识体系进行融合乃至在批判思考和问题解决的过程中使用信息。这一论断使信息素养的内涵更加具体化了。1998年，全美图书馆协会和美国教育传播与技术协会在其出版文献《信息力量：创建学习的伙伴》中制定了学生学习的九大信息素养标准，从信息技术、独立学习和社会责任几个方面，进一步丰富和扩展了信息素养的内涵和外延。

2003年9月，联合国信息素养专家会议发表了《布拉格宣言：走向信息素养社会》，将信息素养定义为一种能力，它能够确定、查找、评估、组织和有效地生产、使用和交流信息，以解决问题。信息素养正在逐渐成为人们投身信息社会的一个先决条件。

从信息素养内涵的演变可以得出：信息素养的内涵是基于时代特征对人的基本要求而言的。随着社会、信息技术、创新行为、自主学习能力等变化，信息素养不断地被赋予新的要求，但其内涵基本上是一致的。我们可以从以下三个方面对信息素养进行理解。

（1）信息素养包括对信息（涵盖的多种信息资源）有效地检索、评价和使用。

（2）对信息进行批判性思考，并且将有用信息转变成自己思想的一部分。

（3）具有对信息主动准确地鉴别，果断地有区别地对待信息的能力。

2. 信息素养的内涵及构成　信息素养是一个内容丰富的综合性概念，并随着时代的进步不断完善。广义的信息素养指的是具有检索和利用各种信息源以解决信息需求以及制定明智决策的能力。它不仅包括利用信息工具和信息资源的能力，还包括选择、获取、识别信息和加工、传递、处理信息甚至创造信息的能力。具体来说，主要包括以下几个方面。

（1）信息意识：信息意识即人对信息的敏感度，是信息素养首要的构成因素。通俗地讲，信息意识就是面对不懂的东西或事物，能积极主动地去寻求答案，并且知道到哪里、采取什么方法去寻求答案。知识经济和信息化时代处处蕴藏着各种信息，能否有效地利用现存的信息资料，是人们信息意识强不强的重要体现。人们只有具备了信息意识，才会有信息的需求，从而进一步去寻找信息和利用信息，并主动地去学习与信息处理有关的技术。使用信息技术去解决工作和生活中问题的意识，是信息素养教育中最重要的一点。

（2）信息知识：信息知识既是信息科学技术的理论基础，又是学习信息技术的基本要求。作为一个有信息素养的人，应了解：信息技术的基本常识（各种术语、各种技术、信息技术的特点、信息技术的发展历史与趋势等）；信息系统的工作原理（数字化原理、程序、算法与数据、信息传播原理）；信息系统的结构与各个组成部分（硬件、软件、系统）；信息技术的作用与影响（使用信息技术的利弊、局限性等）；与信息技术有关的法律与道德常识。

（3）信息能力：信息能力是信息素养的核心方面。指的是人们获取、处理、利用、创造、交流信息的技术和能力。信息能力是信息时代重要的生存能力，包括信息系统的基本操作能力以及对信息系统与信息进行评价的能力等。具体来说，需要具备的信息技能主要有：计算机基本应用和病毒排除能力；信息检索、获取与存储能力；信息分类、整理、加工等处理能力；信息分析、评判与选择能力；信息阅读、吸收与再创造能力等。

（4）信息道德：信息道德是一种伦理道德，指人们在整个信息交流活动过程中所应遵守的道德规范和行为准则，它是调节信息生产者、信息服务者以及信息使用者之间相互关系的行为规范的总和。包括：能对信息进行准确地判断和选择，具有正确的信息使用动机，在利用信息实现个人价值时不应该与整个人类社会的发展进程背道而驰；自觉遵守信息法律，维护信息安全，尊重他人的信息产权和空间，自觉抵制不健康的信息，不组织和参与非法活动；具备良好的信息心理状态和承受能力。

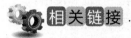相关链接

成为一个有信息素养的人

信息素养为一生学习奠定基础。适用于各个学习学科、各种学习环境以及教育水平；可以让学习者掌握学习内容，扩展研究内容，具有更多的自主性。

有信息素养的人应具备：第一，捕捉信息的敏锐性。第二，筛选信息的果断性。第三，评估信息的准确性。第四，交流信息的自如性。第五，应用信息的独创性。

（二）护理信息学

1. 护理信息学概述

（1）定义：护理信息学（Nursing Informatics）是研究以人的健康为最终目标的护理领域信息化，一切问题及其规律的护理学二级学科和独立实践领域，它综合应用护理科学、计算机科学、信息科学、管理科学等相关科学理论和技术，服务于护理各领域的发展。它是以护理学理论为基础，以护理管理模式和流程为规范，以医疗护理信息为处理对象，以护理信息的相互关系和内在运动规律为主要研究内容，以计算机网络为工具，以帮助患者、护士和其他保健服务人员解决护理信息各种问题。

（2）研究内容：①人工智能与决策支持系统在临床护理中的运用；②医院以及其他医疗机构利用计算机化的预约与排班系统自动查询医护人员；③采用计算机对患者进行教育；④计算机辅助护理教育；⑤医院信息系统中的护理应用；⑥护理知识与信息表达的格式化、标准化以及护理知识本体论（Nursing Ontology）；⑦护士辅助护理决策中要用到的信息及如何做出决策。

（3）研究方法：①计算机信息系统需求的确定；②研究适用于所有护理实践的信息和知识处理模式；③对护理信息系统的设计、实行和评价；④这些系统对护理实践的作用和病人疗效的评估。

2. 培养护士信息素养的意义

（1）重要性：国外学者把信息素养描述为信息时代合格学习者的术语，被称为信息社会学习的执照。国内学者把信息素养描述为信息时代的生存技能。对国家而言，信息素养已成为评价国民综合素质的一项重要指标；对个人而言，信息素养在人的综合能力体系中占有愈来愈突出的地位，它对于增强学习能力，扩大知识面，了解科技

动态，搞好科研、创新、管理活动以及提高综合能力等都具有重要意义。

（2）必要性：随着科学技术的发展和社会的进步，医学护理知识信息量急剧增多，新理论、新知识、新技术、新方法层出不穷，医学护理知识老化加快，医学模式的转变，护理人员如何学习、其学习技能和方法值得关注。日新月异的信息技术面前，大部分护士感到茫然，表现为信息意识淡薄，缺乏敏感性，不会利用网络查找资源，不会使用检索工具，查找文献的方法仅限于"追溯法"或到图书馆翻阅一下。特别在开展护理科研工作中，大部分时间都用在查找资料上，如果对信息素养再不加以重视，其学习能力将大大削弱，不利于个人今后的发展。所以增强信息意识，掌握信息时代的学习方法，对于护理人员的终身学习和开展临床科研工作十分必要。

3. 如何培养护士信息素养

（1）增强护士的信息意识：护理人员要学会重视信息，懂得信息对自身和护理事业发展的重要性。在护理实践中，应有信息观察的能力，及时正确地把信息应用到临床护理、带教和科研中去。对各种最新或者有用的临床医学信息以及学科进展、发展动态具有敏锐的感受力和持久的关注力。

（2）培养护士的信息能力：要在信息时代得以生存和发展，护士就得掌握基本的信息技能。包括评判信息的能力、信息获取的能力、查阅信息的能力、处理信息的能力、利用信息和信息创新能力等。

（3）树立终身学习的理念：信息时代知识更新速度加快，文献时效缩短；加上医学科学技术飞速发展，护理技术与时俱进。这就要求护理工作人员要有活到老，学到老的思想，学会利用信息，查阅、鉴别和运用最新的护理技术和理念。

（4）培养良好的信息道德：随着网络社会化程度越来越高，护理人员也可以共享网络资源，发布和下载有关护理的网络信息。因此，每一位护理工作人员同样应该具备信息道德和法治观念，才能保证网络甚至整个医疗行业的正常发展。要学会尊重他人知识产权，不要恶意使用信息，非法盗取他人研究成果，增强防范能力，鉴别真伪信息，自觉抵制不良信息，不受虚假信息的误导等等。

二、信息学习规律

大数据时代已经悄然来临，数据大爆炸环境下，铺天盖地的信息海洋让人们眼花缭乱、无所适从。可见，掌握信息学习规律的重要性凸显。只有不断加强对现代信息环境的感知和应变能力，提高运用信息的自觉性、预见性，善于把握信息学习的特点和规律，才能做大数据时代的主人。

（一）学贵有恒规律

"人贵有志，学贵有恒。"中华上下五千年，早已总结出这样的经验，学习上持之以恒，是读好书的关键。鲁迅曾说："哪里是天才，我是把别人喝咖啡的工夫都用在工作上了，把握时间，就等于延长生命。"鲁迅的文学修养如此高，不仅因为他懂得珍惜时间，更重要的是他有恒心，他明白知识是无边无际的海洋，只要有坚定的信心，有持之以恒的精神，定能有所作为。由此可见，求知并不困难，只要你有恒心，勤耕耘，就会结出丰硕的果实。

在信息学习的过程中，难免会遇到许多的问题和困难，甚至还要经受无数次失败的考验。能在学习中克服一道困难，越过一重险阻，便能跨入一个新境界，而关键就在于有恒心。有了恒心，对信息的学习才有高度的自觉性和强烈的求知欲，才有顽强的毅力和不屈不挠的精神，才能在成为拥有信息素养者的路上达到成功的彼岸。

（二）学思结合规律

子曰："学而不思则罔，思而不学则殆"，指出了学习中思与学的辩证关系。信息学习过程中更是如此。

学思结合是古今中外的名人学习经验的结晶。学，是指信息的输入，学习新知识、新技能以及社会行为规范；思，是指信息的加工处理。从信息论的观点出发，学即接受和储存信息，思即判断和处理信息。二者是一对辩证统一的矛盾，互为前提、相互转换。明末清初的伟大思想家王夫之曾说"致知之途有二：曰学曰思……学非有碍于思，而学愈博则思愈远；思正有功于学，而思之困则学必勤。"这一精辟论述正是说明了学、思的重要性和关系。

古人云："学起于思，思源于疑"，"疑者觉悟之机也，一番觉悟，一番长进"，"小疑则小进，大疑则大进"。因为"疑"是学与思结合的媒介，是思维的触发点，有疑才能激发学习的思维，诱发探索的欲望。学思结合规律主要揭示了学习过程的感知、理解、保持等学习环节的内在关系，解决了信息的输入和内化。学为基础，思为深化。只学而不思，就茫然无得；只思而不学，就会止步不前。只有学思结合、学思并重，才能在信息学习的过程中真正提高效率。

（三）循序渐进规律

"不积跬步，无以至千里；不积小流，无以成江海。"信息学习的过程，其实也是一个循序渐进，不断积累知识经验，由量变到质变的过程。所谓循序渐进，即指学习要按照逻辑系统顺序和学习者认知能力发展顺序对客观事物进行认识，有计划、有步骤地逐渐深入或提高。

认识事物需要循序渐进。朱熹曾说："读书之法，莫贵于循序而致精"。人学习的过程是在大脑皮质建立起暂时联系的过程，而这种联系具备一定的系统性。即在无条件反射的基础上首先形成单一的暂时联系，再到多级暂时联系甚至复杂的暂时联系系统。只有按照认识的过程，循序渐进地认识事物，才能使人的认识能力得以不断的发展。

掌握知识也需要循序渐进，任何知识结构都是一个由浅入深、由简及繁，互相渗透、互为表里的过程。只有按照知识的科学体系来掌握知识，才能使所学知识条理化、系统化，从而逐步建立起合理的知识框架。一旦狼吞虎咽、贪多求全，势必引起消化不良、事倍功半。

（四）继承与创新相结合规律

知识是人类在漫长的生产劳动和各种实践活动中产生和总结出来的。我们学习知识，就必须继承前人创造的文明科学成果，还必须在批判继承人类一切文明成果的基础之上进行创新。继承和创新，是前进中的两个重要轮子。不善于继承，就没有创新的基础，不善于创新，就缺乏继承的活力。在信息学习过程中，我们应该做好以下几点：

1. **批判地学习知识** 孟子说："尽信书，则不如无书。"这就告诉我们，在信息学习的过程中，要学习前人的优秀成果，但是不能一味地照搬照抄，要合理的取舍。一定要用批判的态度、分析的眼光来解读前人留下的宝贵财富，去其糟粕、取其精华。

2. **敢于超越，勇于创新** 创新是一个民族进步的灵魂，是国家兴旺发达的不竭动力。人类之所以能在认识世界、改造世界中树起一个又一个的丰碑，是由于他们把前人留下来的知识只作为自己认识的起点，而不是作为终点。信息学习者不仅要继承前人留下的成果，更重要的是要具备创新精神，探索未知领域，创造新知识。只有这样，才能对社会发展做出应有的贡献。也只有这样，社会才能不断进步，历史才能不断进步。

（五）知行统一规律

学习的实质是改造主客观世界的问题。揭示这一问题的是知行统一规律。知，是对知识信息的输入、理解和掌握；行，是把掌握了的知识信息应用于实际，见诸行动，产生效应，改造主客观世界。学用结合，理论联系实际，是知行统一学习规律的具体反应。信息学习过程实质上也是一个知行统一的过程，即把一个信息理论知识应用于信息实践，又通过信息实践来检验、深化、丰富和发展信息理论知识的过程。

学习的本质是知行统一。自古以来，中国有不少思想家、教育家虽然对教育目的、任务持有不同见解，但是都重视知行统一的原则。孔子要求弟子"讷于言而敏于行"，认为"言而过其行"是可耻的。墨子提出"强力而行"的主张，认为"士虽有学，而行为本焉"。王守仁主张"知行合一"，认为"知是行之始，行是知之成"。陆游曾说"纸上得来终觉浅，绝知此事要躬行。"

在信息学习的过程中，怎样做到知行统一呢？首先要注重理论知识的积累。系统地学习和掌握各门学科的知识。没有"知"，就谈不上"行"，没有理论的支撑，也就无从指导实践活动。其次更重要的是要学以致用，只有运用知识，才能在实践中使自己对知识的理解和掌握得到检验、巩固甚至发展。把学习和掌握的知识运用到实践中去，才能真正具备解决实际问题的本领。

三、学习素养

（一）学习素养的内涵

学习素养（learning literacy）是指在长期学习过程中所形成的学习习惯与学习气质。学习素养的形成过程是一个动态发展的过程，与人的气质、性格有密切关系，也与外部社会环境影响和教育诱导有直接关系。具有良好学习素养的人会主动学习、不断创新并且充满生机活力。他们勤奋、严谨、谦逊、持之以恒，具备较高的治学精神；他们具有较强的自学能力，始终保持自觉的学习行为；他们掌握了科学的学习策略，持续保持明显的学习效益；他们把学习看成自己的终身需求。

良好的学习素养一般由以下几方面构成：

1. **学习的主动性**　具备良好学习素养的人往往会有强烈的求知欲、好奇心，对学习充满无限兴趣。他们的学习完全出于自身的兴趣爱好，并不是迫于外在的压力。

2. **掌握有效的现代学习方法**　具备良好学习素养的人不仅会针对学习任务选用最佳的具体学习方法，而且还掌握了现代一般的学习方法，例如自主性学习方法、研究性学习方法、创新性学习方法等。在学习过程中，他们能勤于思考，举一反三，能取得事半功倍的学习效果，从而使自己的学习达到较高的境界。

3. **善于搜索和筛选信息**　在信息大爆炸的大数据时代，时刻都有新的知识和成果涌现。具备良好学习素养的人就是那种敏锐捕捉信息，果断筛选自己所需信息的人。他们拥有丰富的想象力和敏锐的观察力，在杂乱无章、千变万化、浩如烟海的各种信息中，懂得去粗取精、去伪存真。

（二）影响学习的因素

古人云："知之者不如好之者，好之者不如乐之者。"爱因斯坦也说过"兴趣是最好的老师。"兴趣对学习有着神奇的内驱动作用，能变无效为有效、化低效为高效。当然，影响学习的因素除了兴趣外还有很多，认识并学习这些因素，发挥各种因素的激励作用，对提升和完善自身的学习素养有着非常重要的意义。

1. **学习者的身心发展状况**　良好的生理发展和健全的心理状态是学习者进行学习的物质前提，而学习也可以促进学习者的生理及心理发展。规律的饮食、合理的营养、充足的睡眠、劳逸充分的结合、适度的运动与锻炼都是保障我们拥有最佳生理状态的前提，而学习动机、注意力、记忆力、意志力、学习兴趣、情绪等都是心理状态的重要组成部分。

2. **学习者已有的认知结构水平**　认知水平是指个体对外界事物认识、判断、评价的能力。认知水平的高低与实践经验、知识水平、思维能力、信息储量等因素有关，是影响人们思想形成的主观因素之一。原有的认知结构是学习者的学习得以发生和保持的关键因素。但由于每个人先天和后天的原因，所形成的已有的认知结构水平存在着很大的差异，这些差异影响着学习者学习的效率和效果。

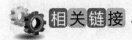

如何培养良好的学习情绪

1. 要不断提高自己的学习觉悟，端正学习态度与动机，加强自我修养，提高对抗挫折的耐受力，培养良好的自控能力，使自己常处于理智而冷静的状态中。

2. 要不断培养学习的兴趣，把学习当作一件愉快的事情。

3. 在情绪发生波动时要善于转移注意力，尽快使自己平静下来。

4. 积极锻炼身体，增强体质，讲究卫生，保证身心健康。

3. 学习风格　学习风格是指学习者身上一贯表现的带有个性特征的学习方式，是学习策略和学习倾向的总和。学习策略主要指在学习活动中，为达到一定的学习目标而应掌握的学习规则、方法和技巧，即学生能够自觉地用来提高学习成效的谋略，是一种在学习活动中思考问题的操作过程。学习倾向是每一个体在学习过程中会表现出的不同偏好，包括学习情绪、态度、坚持性以及对学习环境、学习内容等方面的偏爱。

4. 外部环境　墨子以"染于苍则苍，染于黄则黄，所入者变，其色也变。"来比喻环境对人潜移默化的作用；荀子也说"蓬生麻中，不扶自直；白沙在涅，与之俱黑"。可见人作为一个自然的认知主体，环境的影响不可小视，特别是在信息发达的时代，家庭、学校、社会潜在的影响能力不可小觑。学习环境，是指支持学习者学习的外部条件和内部条件。外部环境对学习过程的影响不容忽视，包括物质环境（设备设施等）及非物质环境（校风、学习气氛、文化氛围等），对学生的学习和身心发展有着潜移默化的作用。

影响学习的因素错综复杂，学习效果正是诸多因素综合作用的结果。当我们的学习遇到挫折时，应该认真思考和检查原因，并积极采取针对性的措施，加以调整、改进或者克服。只有这样，才能不断提高学习的能力。

四、学习型护理人才培养

当今世界，医学科技日新月异，医疗对医护人员的要求越来越高，人们对健康越来越重视，对健康的需求越来越大。护理工作在医院、社区、家庭的疾病预防和康复等方面的作用越来越重要。在知识经济和信息化时代的21世纪，护理人才已经成为急需的应用型、技术型、紧缺型的专业人才。护理职业的创始人南丁格尔曾说："护理是一门艺术"，如何培养一批南丁格尔式的新时代学习型护理人才，是当前一项重要的任务。

（一）护理人才内涵

护理人才（Nursing Talents）是指具有系统的现代护理学知识，有较强的专业才能和业务专长，并能以其创造性劳动对护理事业作出一定贡献的护理专业人员。新时期的护理人才应具备以下核心知识、核心能力和职业价值观。

1. 核心知识　护理工作是具体的，但需掌握的学科知识是广泛的。护理人才需掌握的核心知识除对疾病的控制和预防知识外，还应该包含对人及社会的充分认识。广泛地囊括了基础医学知识、护理"三基"知识（基本理论、基本知识、基本技能知识）、经济管理学知识、健康教育知识、心理学知识、伦理学知识、康复知识和老年护理学知识等。

2. 核心能力　护理人才应具备的核心能力包括获得和运用知识的能力、沟通与合作能力、操作或者动手能力、批判性思维能力、学习能力、创新能力、科研能力、管理或领导能力、解决问题的能力等多方面的综合能力。

3. 职业价值观　护士职业价值观是被护理专业人员所公认的、通过训练学习而内化形成的行为准则。它指导专业人员的决策和行为，是护理实践的基础，引导护理人员与病人、同事、其他专业人员和公众之间互动的过程，是护理人员提供高质量护理服务的基石。护理专业行为准则涉及三个领域：病人权利、护士对病人的责任及对专业和社会的责任。主要表现为利他主义，尊重个体自主性、尊重个体的价值与独特性、正直、社会公正等方面。

（二）护理专业学习的特点

1. 学习内容的综合性和广泛性　护理是一门古老而年轻的独立学科，具有自然科学和社会科学双重属性。所以在学习内容上护理专业强调科学和人文并重，注重成功素质潜能的开发训练。作为 21 世纪的现代护士，不仅要有扎实的医学知识和护理专业知识，还要熟知哲学、心理学、美学、社会学、法学、伦理学、信息学等人文社科知识，要学会应用计算机、英语、文献检索等工具，以便迅速、全面地获取信息，掌握先进的理论与实践技术，从而运用到临床，更好地服务患者。

2. 学习过程的自主性　古人云："学习如逆水行舟，不进则退"。在科技日新月异的今天，掌握新知识就掌握了开启未来大门的钥匙，加之临床繁忙的工作使护士的学习呈现明显的自主性特征。这就要求新时代护理人员充分发挥自我的主体性，主动设置学习目标，最大限度地发挥自己的学习潜能，独立自主地进行学习，经常检查自己的学习效果，及时发现问题、解决问题，不断提高自己的学习质量和学习能力。

3. 学习方式的灵活性　知识经济时代是社会全面知识化的时代，学习的方式在不断的丰富。除了面对面教授，阅读书本外，媒体变成主要的学习方式，我们学习的场所除了学校以外也得到很大的扩展。学校、家庭、社会教育之间的界限日渐消失，整个社会变成了一个"大染缸"。要成为 21 世纪新型护理人才，就要充分把握这一大好时机，养成随时随地学习的好习惯，可以参加各种脱产学习班、网络远程课堂、学历继续教育、短期专题专科培训班等。

4. **学习成果的多样性**　随着医疗科技的进步、临床护理工作的深入开展，学习成果的表现形式也变得多种多样。在校的护理学生，学习成绩是主要的评定指标，而已进入临床的护理工作者学习成果可以表现为：短期专科培训后的合格考核成绩；通过钻研某一临床护理难题促进了护理质量的提高；提高经验和教训的总结以及临床护理实验的研究发表论文；通过对某个内容的探讨，提出新颖科学的观点在学术会议上交流等。

5. **学习评价的社会性**　无论是从科研角度来看，还是从发展社会生产力的角度来审视，最终护理专业学习结果评价都是由社会来界定的。所以，护理专业的学习特点还在于其学习评价的社会性。研究显示，公众希望一名合格的护士首先要热爱护理事业、富于同情心；善于协调人际关系，不骄不躁，设身处地为他人着想；拥有过硬的身体素质和心理素质，在以患者为中心的整体护理实践中，能够体察患者的想法和感受，及时发现患者的心理问题，从而提供个性化的护理服务。

（三）如何培养学习型护理人才

1. **注重树立知识价值观念**　在知识经济与信息化时代，知识就是资本和财富。护理人才 首先应注重树立知识价值观念，认真学习、学有所长、学有所成，大幅度提高自身的知识生产力，才能享受知识带给我们的无尽回报。

2. **注重知识记忆和经验积累**　护理学科双重属性的特点，使记忆的作用在学习中表现得尤为突出。医学学习过程中许多基础知识和专业知识的内容，都要求我们能熟记于心。护理学科的学习更是强调经验的积累，实践越多，积累的经验就越丰富。因此，护理学习者应虚心向资深教师、护士前辈们学习，学习他们的医德、医技，不断提高自身的专业水平。

3. **注重培养实践技能**　护理学科的特殊性决定了其必须特别重视实践技能的培养。在理论学习同时，通过实验、实训、实习等加深对理论知识的理解，运用形象、直观的图谱类书籍、电子类教材、人体标本以及模型等教具，以求达到较好的学习效果。应特别注重护理人员的观察能力、动手能力、分析能力和人际沟通能力的培养，尤其是观察的细致性和全面性、实践操作的准确性和规范性、思维的发散性和立体性、人际沟通的技巧性和艺术性。

4. **注重参加继续教育**　随着老龄化社会的到来，社会服务逐步的展开，护理工作在预防疾病、减轻痛苦、维持生命以及促进健康等方面的作用日益凸显。广大护理工作者要特别注重继续教育，延长接受教育的时间，使之终身化，拓展接受教育的空间，使之社会化。用人单位应建立健全在职护士继续教育的激励机制,对待参加面授、函授、自考或者统考学习而获得学历的在职人员,应该一视同仁,给予相同的优待,这是鼓励在职护士接受继续教育的关键所在。

5. 注重培养自学能力 新时代护理工作者要树立"自主学习、终身学习、学习常态化"的学习观。通过对新理论和新技术的自学,可以使护理工作建立在更加科学和有效的基础上。自学能力包括三个部分:一是充分认识到自己需要自学,而且学会自我监督并使之成为习惯;二是明确需要学习什么,主动设置学习目标;三是正确地利用可能得到的资源,特别是有效地利用图书馆和网络资源,阅读学术著作和科技期刊以及查找相关文献。

6. 注重培养创造能力 美国哈佛大学校长普西曾说:"一个人是否具有创造力,是一流人才和三流人才的'分水岭'"。知识经济时代,随着社会生产和科学技术的飞速发展,社会对人才的创造精神和创新能力的要求日益提高。只有具备创造力的学习型护理人才才能不断发展和拓宽护理领域。创造既需要创新思维也需要创新精神,如批判性思维能力的培养。护理工作中,各种来源不同的甚至相互冲突的信息频频出现,批判性思维能力将有助于护士发现问题、分析问题从而创造性地解决问题。

7. 注重"专"与"博"的结合 随着现代科学技术的迅速发展和医学模式的转变。护士的角色与职责范围在逐步扩大,其知识结构应是医学专业知识、自然科学知识以及人文社会科学知识的有机结合。古人云:术业有专攻。专就是从实际出发,选择适合自己特长的学科重点去学习专研,有重点的去学习,有自己专精的方向,做到有所独创、有所成就,成为这一领域的专家。但是"人不博览者,不闻今古,不见事类,不知然否,犹目盲、耳聋、鼻庸者也"这句话讲得也很有道理。博就是要博览群书,扩大知识面,文理兼通。新型护理人才必须把专和博结合起来,只专不博就会成为"井底蛙";只博不专就会成为"杂货铺"。

总之,新时代的学习型护理人才,自主学习能力是其形成的基础,终身学习是其最突出的特征,而学习素养的提高和发挥是其最终落脚点。

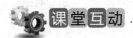

谈一谈,讲一讲

请结合章节相关内容,谈一谈"我心中的白衣天使"。并思考如何把自己打造成为新时代学习型护理人才,结合自己的实际情况进行 3~5 分钟演讲,以便相互交流。教师可组织 2~3 名同学进行现场演讲。

五、学习方法面面观

21 世纪，信息和知识改变着人们的工作、学习以及生活的方式，对我们学会学习的要求也大大地提高了。"工欲善其事，必先利其器"，学习也有一定的规律和方法。科学的学习方法能使我们以最佳的效率和速度提高整个学习的效果，具有事半功倍的作用。未来的文盲是指那些没有学会学习的人，在学习实践活动中，探索出适合个人特点的学习规律与方法，将有助于我们学得更好更快，走得更高更远。

（一）基本学习法

马克思、列宁、毛泽东都善于使用适合自己的学习方法。拉法第在回忆马克思读书时说："他常折叠书角、画线、用铅笔在页边上做满记号。他不在书上写批语，但当他发现作者有错误的时候，他就常常忍不住打一个问号或一个惊叹号。"列宁在读书时常在字里行间画着五颜六色的记号，在书的空白处往往还有评语。毛泽东在读《伦理学原理》一书时全文逐字、逐句用朱墨两种色笔圈圈点点，遇到他认为观点正确、文字优美的地方就批上"此论颇精""此言甚合我意"，认为不对的地方就画"×"或批上"不通""荒谬"之类词句……

学习方法是通过学习实践总结出的快速掌握知识的方法。学习方法，并没有统一的规定，因个人条件不同，时代不同，环境不同，选取的方法也不同。能收到好的学习效果的基本学习方法都有一个共同点，即勤、思、巧、究。勤即是勤看、勤听、勤读、勤问，读书之乐无窍门，不在聪明在于勤。思即是思考、思虑、善思、多思，学问之事，欲精其要领必须多思、善思。巧即是善于应变，懂得融会贯通，掌握学习技巧，善于总结经验，灵活安排学习时间，注重学习效率及效果。究即是探究、研究，究其然并究其所以然，有种为掌握知识、学会技能而不畏艰难，刻苦专研，持之以恒的精神。

1. 常用学习法 常用学习方法有预习、学习笔记、复习等。

（1）做好预习：俗话说：凡事预则立，不预则废。预习就是在你认真投入学习之前，先把要学习的内容快速浏览一遍，了解新知识的大致内容及结构，以便能及时理解和消化学习内容，同时能发现自己知识上的薄弱环节，在上课前补上这部分的知识，不使它成为听课时的"绊脚石"，以便能顺利理解新知识。

在预习时要注意：①预习时要读、思、问、记同步进行；②若以前没有预习的习惯，想方法改变，先预习后上课，取得经验；③预习应在当天作业做完之后再进行。切不可在学习任务还未完成就忙着预习，打乱正常的学习秩序。

（2）做好学习笔记：俗话说"好记性不如笔头勤。"勤写读书笔记，可以提高读书的效果，克服边读边忘的毛病，避免重蹈"熊瞎子掰苞米"的覆辙，是我们学习、工作和研究不可少的基本功。

常用的笔记方法有：摘录式、体会式、提纲式、批注式、卡片式、剪报式、索引式等。

做学习笔记应注意：①注意分配自己的注意力，脑手结合、听记结合；②学习记录基本观点，勿逐字逐句记录；③尽量用自己的语言来记录；④在笔记中留出一些空白，以补充遗漏的内容；⑤必要时绘制图表；⑥学会一些速记方法，提高记录速度；⑦课后注意补充和完善。

（3）及时复习：复习就是再一次学习。通过复习，可以让遗忘的知识得到补拾，零散的知识变得系统，薄弱的知识有所强化，掌握的知识更加巩固，生疏的技能得到训练。

复习的注意事项：①复习应及时、反复进行。把几种复习方法有机结合，做到不欠账，形成自己的知识体系；②复习需有计划性。紧紧围绕概念、公司、定理、法则等复习，把思路写成小结、列图表或者用提纲摘要式去贯穿前后知识，形成完整的知识网；③复习同时注意能力的培养。遇到问题要先想后看后问，这样可以很好地集中注意力、强化记忆、提高学习效率；④复习中要适当做题练题。这样可以检查复习的效果，加深对知识的理解，培养解决问题的能力。

2. 常用阅读法 研究表明，一个人知识的 80% 左右都是通过阅读而获得的。人人都能读，但人人不一定都会读。面对浩瀚如烟的书海，古往今来的读书人总结了不少的阅读方法。

（1）五步阅读法（SQ3R）：五步阅读法是英美等国流行的一种阅读方法。所谓 SQ3R 就是浏览（survey）、提问（question）、阅读（read）、复述（repeat）和复习（review）5 个步骤。

第一步，浏览。浏览的任务是对读物有一个大体印象，以便确定阅读重点。因此，要明确阅读的目的和要求，了解作品的序言、简介和后记。迅速浏览全书，注意材料的结构和重点，对阅读物有个粗略的了解。

第二步，提问。设置问题是通过略读，思考提出自己应该重点阅读理解的问题，以便引起进一步阅读的兴趣。

第三步，阅读。要逐字、逐段读，边读边思考，理解透彻，了解作品的意义和价值，对难度大的段落要反复阅读，以便熟练掌握。

第四步，复述。可用自己语言复述各章节的重点内容和中心思想，对重要的内容复述。

第五步，复习。按照遗忘规律，有计划地组织复习，以便保持巩固。

五步阅读法各步骤之间是一个连贯的整体，相互联系，每一个步骤都为后一个步骤奠定基础。此法适用于需要精读和记忆的读物。那些只需要一般了解或略读的读物，不宜采用该法。

（2）快速阅读法：据说鲁迅一生看过几万本书；巴尔扎克半小时能读完一本小说；

拿破仑每分钟能看 2000 个单词；他们快速阅读能力令同代人惊叹不已。

快速阅读法包括速读、群读和选读。速读即视线快速移动，只关注关键词和段；群读即某一瞬间看一组字，尽可能快地阅读；选读即迅速扫描全文，注意力放在主要观点、内容和精华上。

3. **常用记忆法** 记忆是积累知识的仓库，是学习的基础，是积累经验的基本手段。良好记忆力的形成不只先天素质的影响，更和后天的经常锻炼和应用有着不可分割的关系。

（1）联想记忆法：即运用联想的规律对已记材料进行联想，并在大脑中呈现相应物象的一种快速记忆法。这种联想并不是"乱想"，而是遵循一定规律，包括对比规律、接近规律、因果规律等。

（2）分解记忆法：此法适用于记忆较长、较复杂的内容。一般经历三个步骤：先把整体按一定规则分成若干部分，然后弄清各部分的特定含义，最后再把部分整合成整体。

（3）首尾记忆法：由于记忆存在前摄抑制和倒摄抑制的先行，在实际记忆时可以：①把重、难点放在开头和结尾去记。②记忆大篇幅的材料，可采用分段记忆法，在每段人为制造开头和结尾，从而增进记忆。③一次记忆若干后改变其顺序，每记一次就换一个开头和结尾。④合理安排记忆时间，早晨和晚上的"黄金时间"可用来记忆重、难点。在长时间的学习中，中间必须要有 10~15 分钟的休息。

（4）形象记忆法：心理学讲，直观形象的事物比抽象的事物容易记得多。把握这一规律，就可采用形象记忆法。例如借助实物、想象、图表构成形象。医学中的许多形象的代名词，如"蜘蛛痣""蛙腹"等，就可用这种记忆方法。

（5）比较记忆法：通过比较，弄清识记内容的共同点和差异点，准确辨别识记对象，从事物之间的联系来把握记忆对象。比较的方法很多，如对照比较、顺序比较、类似比较等。例如，肺通气公式与肺泡通气量公式可以用相似比较等。

（6）理解记忆法：理解记忆法是在积极思考及进行思维加工的基础上深刻理解记忆材料的记忆方法。适用于医学中的概念、生理或病理机制、药物的作用机制等复杂的、抽象的科学理论知识。即先理解材料的基本含义，把握材料各部分的特点和内在的逻辑联系，归入已有的知识结构，理解越深，记忆越好。

（7）归纳记忆法：归纳记忆法是对学习材料进行提炼、概括，抓住关键进行记忆的方法，包括：简称概括、图标概括、"歌谣"概括。

（二）常用自学法

进化论的创始人达尔文，说自己所获得的任何有价值的知识都来自于自学。伟大的自然哲学家、数学家、物理学家笛卡尔，没有上过大学，但他凭借自学 23 岁就创立了解析几何。英国的道尔顿只在乡村学校读了几年书，全靠自学成为近代化学的奠基者、原子学说的创始人。美国的大发明家爱迪生，只上过 3 个月的小学，但他一生中却取得了一千多项发明的成功。我国的华罗庚，早年在杂货店当学徒时，数学底子并不好，他完全靠自学，成为举世闻名的大数学家。

古今中外的思想家、科学家、文学家、政治家、军事家，没有经过或很少经过正规学校训练，主要通过自学取得卓越成就的难以统计。如果把知识比作金子的话，那么自学能力便是点金术，如果把知识比作鱼的话，那么自学能力便是捕鱼的本领。自学能力在人的能力体系中占有重要地位，它是一个人获取知识的最基本、最重要的能力，是一个人终身受益的法宝。对 21 世纪的学习者而言，努力培养和强化自学能力，才能使我们走向成才之路。

在强化自学能力的过程中，我们需要注意以下几点：

1. **精选学习内容**　学习就像海里拾珍珠，如果见什么就捞什么，到头来，贝壳倒是拾了不少，却没有发现珍珠。人的精力是有限的，不可能做到兼收尽取，只有选其精华，才能学有所获、学有所用、学有所成。

首先，应以专业为中心，逐步向四周扩散，形成合理的知识结构；其次，结合自己的具体情况，考虑选择的学习内容与自己的主客观条件是否协调；再次，根据自己的特长和兴趣选择，使自己产生浓厚的学习兴趣；最后，选择一些弥补自己知识缺陷的内容，如护士除了本专业及其相关的医学类书籍外，可以广泛涉猎人文社科类的书籍。这样不仅丰富自己的文化生活，扩大知识面，还对强化综合素质的培养十分有益。

2. **安排业余时间**　爱因斯坦说："人的差异在于业余时间。"新原子论创始人道尔顿，是在教学之余攻读数学、哲学和几门外语，进而掌握了既广且深的渊博知识。普通的印刷工人弗兰克林，也是靠劳动之余坚持自学，才得以成为电学的先驱和社会活动家。

（1）要善于挤时间：鲁迅先生说："时间就像海绵里的水，只要去挤，总还是有的。"关键在于会不会挤时间，时间要挤才充裕。向"每一天挑战"，例如，规定自己每天自学 4 小时以上，约束自己每天读书不少于 50 页。

（2）要充分用时间：古往今来，有志者都千方百计使自己的业余时间过得充实而有意义，他们努力开拓业余时间的宝藏，来增长知识，提高技能，广文博识。恩格斯利用去英国的途中，全神贯注研究航海学。老一辈革命家毛泽东、周恩来、朱德等，战争年代常在马背上、烛光下阅读军事著作，研究兵法战略……

21 世纪是护理事业飞速发展的世纪。唯有终身学习，才能符合护理学科不断发展的要求；唯有具备信息素养的人，才能实现终身学习；唯有通过勤奋、扎实、持之以恒的学习，才能使自己成为符合社会需要的人才。信息素养和终身学习是护理人员在知识经济时代和信息化时代两张必备的"通行证"。

"吾生也有涯，而知也无涯"。勤奋学习的人生，是进步的人生、富有的人生。面对 21 世纪的信息革命和学习革命，护理工作者应学有所获、学有所用、学有所成。

第四节 护士职业生涯规划概述

一、护士的定义与内涵

（一）护士的定义

护士（Nurse）是指经执业注册取得护士执业证书，依据本条例规定从事护理活动，履行保护生命、减轻痛苦、增进健康职责的卫生技术人员。护士被称作"白衣天使"。护士之名来自 1914 年钟茂芳在第一次中华护士会议中提出将英文 Nurse 译为"护士"，大会通过，沿用至今。

（二）护士的内涵

1. 内涵（Connotation）　内涵是一种抽象的但绝对存在的感觉，是一个人对某个人或某件事的一种认知感觉。内涵不一定是广义的，也可以是局限在某一特定人对待某一人或某一事的看法。它的形式有很多，但从广义来讲是一种可给人内在美感的概念。人的感知能力有差异，且内涵不是表面上的东西，而是内在的，隐藏在事物深处的东西，故需要探索、挖掘才可以看到。

2. 护士的职业内涵

（1）护士的工作内容：①认真执行基础、专科护理常规、护理技术操作规程及相关的规章制度；正确执行医嘱、正确给药及采集检验标本，做好三查七对，防止差错事故的发生。②配合医生进行各种诊疗工作。对病人要有高度的耐心、同情心，体贴关心病人，工作认真仔细，耐心解答病人的疑问。③有娴熟的护理操作技术，做到稳、准、轻、快和敏捷；操作时帮助病人消除恐惧，保持愉快的心情，让病人积极配合治疗，以便取得良好的治疗效果。④协助新入、手术、急、危重病人的处理，并负责病区的各种抢救药品、物品的准备和保管工作；经常巡视观察患者的病情及治疗情况，发现异常及时通知医生，预防并发症的发生。⑤经常和病人交流，做好指导和解释工作，积极宣传卫生知识，满足患者的合理需求。⑥加强业务知识学习，提高自己的业务水平；参与本科室护理科研、教学活动。⑦负责护理文件的记录，记录要及时、准确、客观、动态；负责医疗护理文件和物品的保管工作，做好消毒隔离工作，防止交叉感染。⑧为患者营造一个安全、整洁、舒适、安静的住院环境，为患者减轻痛苦，以病人为中心，全方位关注病人。

（2）护士的权利与义务：作为一名护士应该清楚的了解法律赋予我们的权利与义务，学会用法律保护自己。权利与义务是相辅相成，不可分割的，没有无义务的权利，

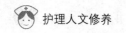

也没有无权利的义务。

根据护士条例规定，护士执业享有以下权利：享有获得物质报酬的权利；享有安全执业的权利；享有学习、培训的权利；享有获得履行职责相关的权利；享有获得表彰、奖励的权利；享有人格尊严和人身安全不受侵犯的权利。

规范护士的执业行为、提高护理质量，是保障医疗安全、改善护患关系、防范医疗事故的重要原因。根据护士条例规定，护士应该承担以下义务：①依法进行临床护理义务；紧急救治患者的义务；正确查对、执行医嘱的义务；积极参加公共卫生应急事件救护的义务。②严格执行护士执业行为规范：护士执业应当遵守法律、法规、规章和诊疗技术规范的规定；在执业活动中，发现患者病情危急，应当立即通知医师；在紧急情况下抢救垂危者生命，应当先行实施必要的紧急救护。发现医嘱违反法律、法规、规章或者诊疗技术规范规定的，应当及时向开具医嘱的医师提出；必要时，应当向该医师所在科室的负责人或者医疗卫生机构负责医疗服务管理的人报告。护士应当尊重、关心、爱护患者，保护患者的隐私。护士有义务参与公共卫生和疾病预防控制工作等。

（3）护士的素质内涵：护士被称作白衣天使，首先要热爱护理工作，忠于护理事业，具有为人类健康服务的敬业精神。护士应该做到"五心"服务，即高度的责任心、爱心、耐心、关心和细心。护士应具备良好的职业道德、高度的责任心、严谨的工作态度、敏锐的洞察力和较强的综合分析能力，不做违反职业道德的操作，以维护职业声誉。护士应丰富自己的知识结构，除了掌握护理学知识外，还应该学习医学、心理学、社会学、人文学等方面的知识，积极参加护理教育和护理科研工作。护士应该不断地更新自己的知识结构，掌握护理学发展的新动态、新信息和新技术，提高综合素质，与时俱进，勇于钻研业务技术，保持高水平的护理。护士应该发扬南丁格尔精神，以病人为中心，开展人性化护理，时刻想到我能为病人做点什么，树立"病人第一、服务第一、质量第一"的观点。护士应该了解诊疗护理常规，熟练掌握各项护理操作技能，尽心尽责配合医生完成各种医疗任务，想病人之所想，急病人之所急，能运用护理程序解决病人现存的或潜在的健康问题。护士应有良好的沟通技能、语言表达能力和很强的亲和力。护士应注意文明礼貌、文明用语、稳重端庄、态度和蔼、仪表大方、着装规范。护士应具有健壮的体魄、健康的心理，豁达的情绪，能与同事及其他工作人员保持良好的合作关系，相互尊重，团结协作。

二、职业、职业生涯、职业生涯规划定义

（一）职业

1. 定义　职业在《现代汉语词典》中被解释为：个人在社会中所从事的作为主要生活来源的工作。职业的英文为 Career，《牛津字典》的定义为，Career 是指人生的

道路或进展。

职业（Career），是指一个人所从事的行业、领域或专业，或一个人长期从事的稳定性工作。一份工作可能是临时的、暂时的，但职业则包含较长的一段工作经历，也指稳定性的工作，只有当工作发展到一定程度才可能出现与之相对应的职业。工作解释的只是"一个人做什么"，当工作发生在一整套的制度安排下，如执行常规性的职责和义务而付给酬金时，便有了职业，当代的"打工心态"盛行，但是职业规划不是强调"打零工"，而是在充分了解相关职业的职责与义务、工作条件和岗位要求的前提下，选择一份能发挥所长并能从中获得满足感的职业。

在各类职业中，有一些需要接受高等教育或训练的专门职业，如护士、建筑师、医师、教师或工程师等，用专业（Professional）来表达，在体育娱乐界，则有一些为赚钱或谋生而全职从事某些专业技能的人，称作职业选手（Professional），其与业余爱好者或非职业选手（Amateur）相对。

我们也可以从以下两个角度来诠释职业。一、从组织角度，职业是组织提供的一系列职位或一个职业等级链。如实习生、一般护士、护士长、护理部主任等。二、从个人角度，职业是一个人一生所从事的相关工作经历。职业必须是能获得提升的、专业性的和稳定的。

2. 职业在社会学和经济学上的含义 社会学上职业的含义指：职业是社会分工体系中的一种社会位置，职业位置不具有继承性，而具有获得性，是个人进入社会中获得的；职业是已经成为模式并与专门工作人员相关的人群关系和社会关系；职业同权利紧密相连，一是拥有垄断权，二是拥有经济收益权；职业是国家、社会授予的。

经济学上职业的含义指：职业是社会分工体系中劳动者获得的某种劳动角色，并从中获得劳动报酬，其具有连续性、稳定性、社会性和经济性。

（二）职业生涯

1. 定义 职业生涯（Career），又称事业生涯，指一个人一生中从事职业的整个历程。整个历程可以是间断的，也可以是连续的。它包含一个人所有的工作、职业、职位的外在变更，以及对工作态度、体验、价值观、愿望等的内在变更。

职业生涯的定义包含以下几个元素：

（1）职业生涯只是表示一个人一生中在各种职业岗位上所经历的整个历程，并不包含其是否成功，也不包含其进步的快慢。

（2）职业生涯是指一个人一生经历的与工作相关的经验历程，包括一个人一生中职位的变迁、职务经验、工作任务等。

（3）职业生涯是指人的一生中与工作相关的行为、活动、愿望、价值观和态度的整体。

（4）职业生涯是一种过程，是一生中所有与工作有关的连续经历，而不仅仅是指一个工作阶段。

（5）职业生涯受各方面因素的影响。如自己对职业生涯的规划，家庭的影响，组织的需要和人事变化，外在环境的影响等。

2. 职业生涯的分类 职业生涯是与工作相关的整个人生经历，它包括主观和客观因素两个方面，即可分为内部职业生涯和外部职业生涯。这两部分互相关联，都是职业生涯管理和规划的对象。

（1）内部职业生涯是指从事某项职业时所具备的知识、能力、经验、心理素质、内心感受、价值观等因素的组合及其他变化过程。这些因素一旦取得将成为你终生的财富，是别人无法窃取和替代的。

（2）外部职业生涯是指从事职业的工作岗位、工作地点、工作职责、工作职位、工作环境、工作待遇等与工作相关的因素的组合及其他变化过程。外部职业生涯与内部职业生涯密切相关，它是依赖内部职业生涯的发展而增长的。

3. 职业生涯发展的基本理论

（1）美国职业生涯理论专家萨柏根据年龄将个人职业生涯发展分为五个阶段，即成长阶段（0~14岁）、探索阶段（15~24岁）、建立阶段（25~44岁）、维持阶段（45~64岁）、衰退阶段（65岁以上）。

（2）格林豪斯根据人生不同年龄阶段职业发展的主要任务将职业生涯分为五个阶段，即职业准备（0~18岁）、进入组织（18~25岁）、职业早期（25~40岁）、职业中期（40~55岁）、职业后期（55~退休）。

（3）我国古代孔子的生涯理论：吾十有五而志于学，三十而立，四十而不惑，五十而知天命，六十而耳顺，七十从心所欲，不逾矩。

相关链接

　　唐娜是一个平凡的小镇姑娘，小镇的沉闷、闭塞，加上家庭的不和睦，曾令她决心离开这一切。但是，与英俊男友的初恋让她忘了自己的目标，直到有一天，男友另觅新欢。失恋的唐娜绝望地跌入谷底，在酒馆里借酒消愁。此时，她看到电视上正在播放对著名空姐萨莉的专访。从乡下姑娘变成空姐典范的萨莉在电视上说："无论你来自何方，无论你是谁，你都能够梦想成真，但是你必须付诸行动，就在现在！"萨莉的话一下把唐娜唤醒，她清醒的意识到：自己的目标是成为萨莉那样优秀的空姐！在历经各种挫折，甚至被同事偷梁换柱顶替之后，唐娜始终都没有气馁，没有放弃，因为有一个目标始终在支撑着她——"巴黎，头等舱，国际航线，这是通往幸福的捷径。"

　　职场启示：明确的目标就像一台发电机，足以激发难以想象的能量。

（三）职业生涯规划

1. 定义　职业生涯规划（Career Planning）是指个人发展与组织发展相结合，在对一个人职业生涯的主客观条件进行测定、分析、总结的基础上，对自己的能力、兴趣、爱好、特点进行综合分析与权衡，结合时代特点，根据自己的职业倾向，确定其最佳的职业奋斗目标，并为实现这一目标做出行之有效的安排。根据职业生涯规划的定义，职业生涯规划首先要对个人情况及所处的人生阶段进行分析，然后对所在组织环境和社会环境进行分析，最后根据分析结果制定一个人的职业奋斗目标，确定职业并制定相应的工作、教育和培训计划，并对每一步骤的时机、顺序、方向作出合理安排。对职业生涯规划的理解我们必须要把握以下几点：

职业生涯规划包括两大要点，即"衡外情，量己出"。

（1）职业生涯规划的重点是确定目标、制定计划。

（2）职业生涯规划不仅仅针对职场晋升，还应该着重于实现自身心理上的满足。

（3）职业生涯规划是一个不断发展和调整的过程，要考虑个人、家庭、事业、组织和社会等多发面的因素，而不是一成不变的。

（4）职业生涯规划要发挥自己的优点和特长，选择适合自己的职业道路。

2. 职业生涯规划的分类　职业生涯规划分为个人职业生涯规划和组织职业生涯规划。

（1）个人职业生涯规划是指个人根据对自身的主观因素、客观条件的分析确立自己的职业生涯目标。选择实现这一目标的职业，以及制定相应的工作、教育、培训计划，并按照一定的时间安排，采取行动实现职业目标的过程。

（2）组织职业生涯规划是指组织的人力资源部门根据组织发展需求而采取的一种现代化管理工具。它以组织为主体，把组织发展和个人发展相结合，制定员工的工作、教育、培训计划，包括评估个人发展的潜力和未来需求职业阶梯，其根本目的就是为了组织发展。

把个人职业生涯规划与组织职业生涯规划进行对比，可以发现如下区别，见表7-1。

表7-1　个人与组织职业生涯规划比较

个人职业生涯规划	组织职业生涯规划
·确定个人的能力和兴趣	·确定组织未来的人员需求
·计划生活和工作目标	·安排职业阶梯
·评估组织内外可选择的路径	·评估每个员工的潜能与培训需求
·关注随着职业与生命阶段的变化兴趣和	·在严密检查的基础上，为组织建立一个职业
目标方面的变化	生涯规划体系

3. 职业生涯规划的特征

一个好的职业规划生涯规划应具备以下特征：

（1）可行性：规划要以客观的事实为依据，职业目标的确定一定要建立在对人的职业生涯的主观因素分析的基础上，并非是不着边际的幻想、空想，否则将会延误职业生涯良机。

（2）时效性：规划要具有时效性，是预测未来的行动，对已确定的未来的目标，都应该有时间和顺序上的妥善安排，主要活动的何时实施、何时完成，以作为检查行动计划的依据。

（3）适应性：规划未来的职业生涯目标，要考虑多种可变的、发展的因素，应具有弹性，以增加其适应性。

（4）持续性：规划要保证职业生涯的各个发展阶段能够连贯衔接，可持续发展。

（5）个性化：因为每个人的成长经历、教育背景、能力、性格、价值观、对成功的评价标准、职业生涯目标等不同，所以不同的人所制定的职业生涯规划也不同。

4. 职业生涯规划的基本原则

（1）利益结合原则：是指将个人利益与组织利益相结合的原则。利益结合主要用来更好的处理个人利益与组织利益间的关系，而不是牺牲个人的利益，组织也应该注意不能因为个人职业生涯成功标准的个性化而使组织职业生涯规划的工作失去方向。二者之间的平衡取决于能否找到个人利益与组织利益之间的最佳结合点。

（2）动态目标原则：个人的职业生涯经历分为职业早期、中期和晚期，不同时期的职业任务和个人特征也不尽相同，这就要求我们在制定职业目标时要适合不同阶段的任务。计划制定后，也并不是一成不变的，我们要根据客观的情况和变化，不断的调整、修改和完善，使之能够行之有效。

（3）协助进行原则：职业生涯规划的制定与实施都应由组织该项工作的组织者与自己共同制定、共同参与、共同实施。

（4）公平公开原则：组织在提供有关职业发展的信息、教育培训的机会和任职机会时都应该公开其条件，保持高度的透明度。个人应该抓住机会、创造机会。

（5）时间坐标原则：职业生涯规划中的每一个阶段都应该有两个时间坐标，即开始实施的时间和预期完成目标的时间。如果没有明确时间规定，职业生涯规划将只是空谈，会以失败告终。

（6）事实求是原则：事实求是原则是个人职业规划的前提，应该从以下四方面进行：①个体的特点，主要有性格、兴趣、爱好、素质、特长等；②个体的知识、技能水平和工作的实行性；③个体的价值取向、生活方式等；④追求职业中最有价值的部分。

（7）发展创新原则：职业生涯规划绝不是制定一套规章制度，让自己循规蹈矩、按部就班的完成，而是要发现和挖掘自己的潜能，用新的方法处理常规问题，并能解决新的问题。创新应从确定职业生涯目标时就得到体现，要敢于制定没有经验的新的奋斗目标。

（8）切实可行原则：个人职业生涯的目标一定要同个人的能力、特点、工作适应性相吻合，这样职业生涯的目标才有可能实现；另外个人职业生涯目标和职业生涯的路径，要和周围的客观环境相适应。

（9）全面评价原则：是指对职业生涯进行全方位和全过程的评价，以便对你的职业生涯发展状况和组织的职业生涯规划与管理工作有正确的了解，要由组织、管理者、个人、家庭成员以及社会相关方面对职业生涯进行全面评价。

三、护士职业生涯规划的目的及意义

（一）护士职业生涯规划

护士的职业规划是指个体规划自己在护理专业生涯中根据专业发展和自身需求，获得相关的知识和技能，确定需要到达的目标，设计到达目标的活动，并通过自身的努力，达到既定目标的过程。随着医院广泛实施以人为本的管理模式，加强护士职业规划已成为护理人力资源管理活动的重要组成部分，将职业生涯规划引入护理职业发展中，引导护士认识自我，正视专业，规划未来，它直接关系到护士个人的自我概念、尊严和满足感，有利于提高护士的工作效率和职业自豪感，也有利于护士专业成长和专业生涯发展，促进护理事业的长远发展。

（二）护士职业生涯规划的目的及意义

在人的一生中，职业生活占据我们大部分的时间，而职业规划能够好好的帮助护士寻求职业理想，协助其进行有效的自我评估，确定职业目标，找准突破，快速成长。护士职业规划的目的主要是为了找到适合自己的工作岗位，每个人都有自己的优点和缺点，通过对自己主客观条件的评估，找到适合自己的专业发展方向，体现自身的价值，设定出各个阶段的发展目标，并制定实现目标的计划和措施。但是职业生涯规划的目的绝不仅是帮助个人实现个人目标，更重要的是帮助个人真正了解自己，为自己拟定一生的发展方向，筹划未来。

护士职业生涯规划是帮助护士进行自我蜕变的重要手段，它是每个护士充分发现自己的潜能，并自觉进行自我管理的有效工具。护理职业生涯规划就是帮助护士解决职业生涯中的"四定"：定向、定点、定位、定心，简单的说就是解决护士在职业生涯规划中存在的"干什么""哪里干""怎么干""以什么样的心态干"的问题。具体的说，护士职业生涯规划有以下意义：

1. 帮助护士确定职业发展目标 通过职业生涯规划，使护士在充分认识自己，了解自己的基础上，评估自己的能力，确认自己的性格，找出自己的优势，发现自己的特点。

通过客观的分析，尽早确定自己职业发展的方向，科学树立目标，并制定行动计划，使自己得到恰当的发展，以实现职业发展目标；尽早确定自己的位置，避免工作的不稳定性，造成"高不成低不就"的现象。

2. 有利于寻找差距 鞭策个人努力工作职业生涯规划有利于个人发现自己在工作中存在的问题，并采取有效的方法朝着自己拟定的目标前行。它是自己努力的依据，也是对自己的鞭策。当自己的规划一步步得以实现，人的思维方式、工作方式、内心体验、外在环境也在改变，我们只有按照自己的目标有条不紊、循序渐进的努力，提高综合能力，化解人生发展中的危机与陷阱，获得事业发展的成功。

3. 引导护士发挥潜能 职业生涯规划能使人集中精力于自己的优势和特长上，有助于尽可能大的发挥自己的潜力，如果没有职业规划，即使有再大的潜能，也不会把精力用在该用的地方，从而耗费其大量的精力，厚此薄彼，阻碍其职业的发展。另外，当一个人不停的在自己有优势的方面发展时，这种优势会成倍增长，事半功倍。

4. 有助于培养护士的情商 职业生涯规划在促进人发展智商的同时主动培养自己的情商，保持平常心，使自己具有更强的就业竞争力，理智的做出职业决策，实现自己的职业生涯规划目标。研究表明，护士的情商高低与病人的满意度有着密切的联系。马克思说："一种良好的心情，比 10 剂良药更能解除生理上的疲惫和痛苦"。高情商是护理职业的要求，也是护士必备的心理素质；高情商可以改善护患关系；高情商可以提高护理服务质量，促进病人早日康复。

5. 有助于个人抓住重点 职业生涯规划有助于我们安排工作中的轻重缓急，抓住重点。如果没有职业生涯规划，我们将失去目标和重心，可能会陷入在一些繁杂的工作中，忘记我们最初重要的事情，抓不住工作中的重点，阻碍职业的发展。

四、医院护理教育培训体系概况

经过几十年的不断发展，我国的护理学已经逐步发展成为门类齐全、体系完善、与临床医学地位同等的一级学科。护理教育是培养护理人才的专业领域，对护理学的发展起着举足轻重的作用。医院的临床教学是护理教育的重要教学组织形式，是培养护理专业学生分析能力、解决问题能力及护理操作技能的有效途径，是将课堂所学的专业理论知识应用于解决患者健康问题的过程。随着医学模式正经历由传统的生物医学向生物—心理—社会医学的转变、加之健康观念的更新、疾病谱的变化、医院规模的扩大、医药卫生体制改革的不断深入，单项护理技术考核和理论考核以及部分课程培训和轮转已经不能适应快速发展的医疗技术，医院护理培训的传统模式难以满足人民群众多样化的健康需求和适应快速递增的护理人员培训。加强护理教育培训，培养出素质高、能力强的现代化护理管理人才和专业技术人是解决这一现实问题的重要措施。因此，为构建和谐的卫生系统及可持续发展的医疗环境，医院护理管理部门需要建立日趋完善的教育培训体系来支撑护理学科的建设、使护理教育系统化、规范化，提升员工的综合素质，以适应医疗卫生领域的发展。

医院护理教育培训体系设置及实施策略，主要依照行业规划及标准，如《三级综合医院评审标准实施细则》《全国护理事业发展规划（2016-2020）》《优质护理服务评价细则（2014 版）》等的相关要求，结合医院护理人员的实际业务水平、针对不同层级护士的核心能力要求、护理岗位需要以及职业生涯发展规律来设定，其目的是通过实施岗位培训，以岗位需求为导向，岗位胜任力为核心，注重实践能力的培养，满足临床护理发展的需要；通过对基本知识、基本技能和基本制度（简称"三基"）的培训，提高规范化培训护士、低年资护理人员专业技能、业务素质和服务能力；通过护理教育培训，培养一定数量临床与教学能力突出的"双师型"护理人才；通过临床科研思维和管理能力培训，培养一定数量临床、研究、管理能力突出的"复合型"护理人才；通过外送和自身培养的专科护士和护理专家，不断拓展和延伸护理服务领域。

总的来说，为达到以上目标，医院会将现有的人员进行培训体系划分，不同体系培训的内容及考核的标准也不同。按照培训的层级进行划分，包括在职培训、专科护士培训（外送或者自身培养）、护士规范化培训、护理实习生培训。近几年，为了缩短人才的培养周期，提升医学毕业生的临床适应能力，医学院校还利用大型医院具有大量实际病例、先进医疗技术以及海量医学信息等优势，探索性的开展联合人才培养项目，取得了明显效果。在在职培训中，可以依据其在岗位管理中的能级分层进行培训。按照培训的内容划分，可分为三基三严培训、管理知识培训、质量知识培训、继续医学教育等。针对考核标准，护理部、大科部及科室的要求也不尽相同。考核结果主要与护理人员的年度考核、能级晋升相挂钩。通过搭建护士分层培训体系，采用多途径、多维度、多管齐下的方式，促进护士岗位胜任力的快速提升。

五、医院护理教育培训的方式

（一）三基三严培训

所谓"三基三严"是指基本理论、基本知识、基本技能，严格要求、严谨态度、严肃作风。根据原卫生部的规定，"三基"培训为全员培训，各级医疗卫生技术人员均应参加，考核必须人人达标。随着社会经济的发展，相关法律法规的修订和完善、以及病人自我保护和维权意识的不断增强，对护士提出了更高要求和挑战。同时，随着医院规模的逐步扩大，许多缺乏实践经验的年轻护士进入临床一线工作，直接影响着护理质量安全。因此，"三基三严"培训既是提高护士业务技术水平、培养良好工作作风的重要途径，也是提高护理质量、保障护理安全的关键，不仅为医疗和护理安全打下扎实的基础，而且为专科护士乃至护理专家的培养都是一个铺垫。

目前，大多数医院采取的是三级护理教育管理体制，所谓"三级护理教育管理"，是指护理部、大科（护理大单元）、科室（病区护理单元）三级护理教育行政部门按其职责范围，分别对所属单元的各级护士职后临床护理教育实施管理。管理主要包括制定相应制度和规范，计划培训内容并组织实施，指导和协调培训过程，评价培训工作和培训效果。在护理部层面，建立护理教育管理委员会，教育委员会确定教育委员会成员职责，建立较强大的护理技术与技能的支持系统。护理部的培训内容要适应新形势下医院发展的需要，主要涉及护理质量控制标准培训与实施、优质护理服务工作、护理岗位管理、现代护理管理理论、科研立题及论文书写、循证护理相关知识、医院护理新业务新技术、国内外护理发展新理念新动态、护理教学管理及教学理论与方法。护理部调整和改革护理教育管理手段和方式，将系统中的资源在信息服务、经验交流、学术研究、联系协调等方面发挥作用，及时掌握和了解培训需求与不足，提升教育培训质量。大科部层面，落实教育委员会关于护士的教育培训目标，制定护理教育培训计划，整合和协调教育培训资源，沟通各病区护理教育培训需求并与护理教育委员会联系，追求培训效益的最大化。培训内容为临床基础护理操作技能、护理核心制度、重点环节应急管理制度、应急预案培训或演练、护理质量标准、医院感染管理与职业防护、输血管理规范、病历书写基本规范、护理信息管理、各专业基础护理常规培训内容为专科护理常规、护理基础操作与专科操作技能。同时，大科部监控各病区护理教育培训质量，保证护理教育培训的层次性和普及性，总结教育培训结果，并与护理质量和护理学科发展有机结合起来。科室层面，该层面教育由病区护士长落实病区教育培训计划，实施全面素质教育，坚持因材施教，注重个性化教育；坚持理论联系实际，重在个案管理能力培养。培训内容有本专业开展的新工作、新技术；以及行业标准中要求护理人员应掌握、熟悉、知晓的具体内容；如：护理质量标准、科室优质护理服务（责任制整体护理、护理岗位管理）、临床护理操作技能及常见并发症的预防和处理、常用仪器、设备和抢救物品使用的制度与流程、危重患者护理常规及抢救技能、患者病情评估与紧急处置能力、工作流程及应急预案培训或演练；患者安全目标等。

（二）继续医学教育

随着现代护理学的不断发展，一些新知识、新理念、新技术也不断出现，为适应和跟上护理学发展的步伐，就必须要加强学习，更新知识，拓宽知识面。继续医学教育是适应现代护理学发展的重要方式。继续医学教育（CME）始于 20 世纪 20~30 年代的欧美国家，近年来得到迅速发展。它是医学教育的重要组成部分，是继医学院校基本教育和学历教育之后，以学习新知识、新理论、新技术和新方法为主要内容的一种终身性、连续性医学教育制度，目的是使广大护理工作者通过不断的学习、终生的学习，掌握最前沿、最先进的技术，树立服务意识、创新意识、竞争意识等现代社会意识，大胆赶超、创新求变，适应不断发展的现代护理学。同时，继续医学教育是完善护理教育体系的重要组成部分。随着护理学科的不断发展，护理心理学、护理伦理学、护理美学等一些边缘学科也不断地发展与完善。一名优秀的护理工作者，不仅要掌握护理专科的理论知识和技能，这些边缘学科知识也需要了解和掌握，这样才能满足患者的不同护理需求，提高患者满意度，同时也可以提升我们的自身价值和专业内涵。继续教育方法采用专科培训、专题讲座、教学查房、个案讨论、自学等方式，护理专业的继续医学教育也充分借助现代信息平台，开展网络教育、远程教育。并结合医院临床工作特点，制定继续教育计划，并得到护理部的支持和认可。护理部检查教育计划落实情况，定期考核，并将其纳入继续教育学分管理。

规定在职护理人员必须完成每年度的继续教育学分不低于 25 学分，其中 I 类学分 5~10 学分，II 类学分不低于 15 ~ 20 学分，两类学分不可互相替代。可按审批标准可授予 I 类学分的形式包括经国家、省卫计委批准公布的继续医学教育项目，中华医学会、中华口腔学会、中华预防医学会、中华护理学会等一级学科学会举办、并向全国继续医学教育委员会备案的项目。可授予 II 类学分的形式包括发表文章、出版书籍，市、县（市、区）单位、医学类学会、协会组织的学术活动及其它形式的继续医学教育活动。目前，继续医学教育学分已经成为护理人员职称晋升或聘任的必备条件之一，具体要求为：县级及县级以上医疗卫生机构的高级医疗卫生专业技术人员应获得 I 类学分 10 分；中级医疗卫生专业技术人员应获得 I 类学分 5 学分；省级医疗卫生单位、三级医院的中高级医疗卫生专业技术人员五年内必须获得国家级继续医学教育项目学分 10 学分；少数民族县及享受少数民族县待遇的医疗卫生专业技术人员不要求获得 I 类学分。

尽管当前的继续医学教育取得了较大的发展，形式多样，但也存在较多问题，如：项目内容反映学科新进展、新理论、新知识的程度不够；缺乏对继续医学教育管理及教学方法、效果的系统评价；项目总体层次偏低、授课质量不高；基层医疗机构医务人员获得学习的机会和途径较少；部分卫生技术人员的继续医学教育意识淡薄，不理解开展继续医学教育的目的、意义和重要性，仅片面追求学分或者完成学习任务等，这些都不利于继续医学教育的健康发展，有必要参照国外的先进经验，结合我国国情，整合优势资源，积极推广在线继续教育学习方式，提升培训的质量和效果。

（三）专科护士培训

随着疾病谱的变化以及亚临床专业的发展，对专科领域的护理需求不断提升，开展专科领域的培训势在必行。《全国护理事业发展规划（2016–2020 年）》明确指出，要优先选择一批临床急需、相对成熟的专科护理领域，发展专科护士，加大培训力度，提高专科护理服务水平。美国对临床专科护士（Clinical Specialist Nurse，CSN）的定义是至少拥有硕士学位并在某一专科领域受到更高层次的训练及教育，其实践领域的划分方法较多，依据人口学特征，如老年、儿童；按照问题的种类如静脉治疗、伤口造口等；按照工作的部门，如 ICU、急诊、手术室等；也可按照疾病种类分为糖尿病、肿瘤等。当前国内对专科护士缺乏统一定义，通常是指具备一定条件的护士在经过某一特定专科领域为期数月的培训，具备相应专科护理能力并经考核合格，获得专科资格证书的执业注册护士。2007 年原卫生部组织有关专家针对临床护理技术性较强的手术室、重症监护、急诊、器官移植以及肿瘤 5 个专科护理领域，研究制定了《专科护理领域护士培训大纲》，就培训对象、培训目标、培训时间、培训内容以及考核要点进行了规范，用以指导专科护理领域的培训工作。随后各省级护理学会在原有的 5 个专科培训领域进行了拓展，进一步延伸至血液净化、伤口造口、静脉治疗、糖尿病、助产、骨科、心血管、儿科、老年、神经科、消毒供应、康复、营养、器官移植、精神、介入、医院内感染、疼痛、社区。随着疾病谱的变化和人民生活质量的提高，专科护士培养领域也已拓展到护理弱势群体（老年人、婴幼儿及孕产妇）、慢性病（糖尿病、心脑血管疾病等）及提高生活质量（营养、康复等）领域，这些将是未来专科护士培养的领域专业。在《三级综合医院等级评审标准实施细则》中，也将专科护士的培养与使用制度作为评审条款。因此，医院各科室会依据护理人力资源情况、结合本专业的发展需要制定专科护士培养计划，护理部再根据学科发展和人才需求制定培养计划，在某些领域重点培养专科护士。选送培训的条件包括护士应具有良好的职业素养，学历、职称，从事临床护理工作及专科工作年限。在考核评价方面，所有接受专科培训的护士必须取得《专科护士资格证书》；将学习到的新理念、新知识及技能在科室、大科部或全院进行培训或汇报；完成护理新工作、新技术，改进工作流程；撰写护理专业论文或综述。这种制度的实施在一定程度上有利于保证专科护士发挥自身的专科护理引领作用，切实提高护理质量与服务水平。

但当前由于专科护士准入标准、培训模式及资格认证等的不统一，造成专科护士的服务水平也参差不齐。同时，当前国内的医疗环境及医院的政策体制问题，多数专科护士回院后的工作内容与培训前一样，甚至较之前工作量还要大，且在薪酬、晋升、评优等待遇方面也无较大倾斜。如何更好地体现专科护士的价值和优势，调动专科护士的工作积极性将是目前亟待解决的问题。

（四）护士规范化培训

护士规范化培训是指在完成护理专业院校基础教育后，在认定的培训基地医院接受系统化、规范化、专业化的护理专业培训。护士规范化培训是毕业后教育的重要组成部分，是护理人才梯队培养的重要环节，也是培养能够学以致用的合格护理人才的重要途径，关系到护理队伍的建设和医疗服务质量的提高，是各级护理管理者关注的问题。2011 年，《卫生部关于实施医院护士岗位管理的指导意见》中强调要加强新护士培训，实行岗前培训和岗位规范化培训制度。2016 年，国家颁布了《新入职护士培训大纲（试行）》，大纲在适用范围、培训对象、培训时间、培训方式及内容上进行了统一，在政策上有力保证了护士规范化培训的同质化；也侧面提示护士规范化也将如住院医师规范化培训一样与国际接轨，成为未来培养合格护理人才的必经之路。随后，四川省率先发布《护士规范化培训试点方案》，要求进入三级医院工作的 2016 年及以后应、往届毕业、具有全日制护理专业本科及以下学历、取得护士执业资格证（或护士执业资格考试合格证明）的护士须接受为期两年的规范化培训，培训结束考核合格者可获得由省卫生计生委颁发《护士规范化培训合格证书》。为保证学员在培训期间的基本生活，培训基地会安排一定的护士规范化培训经费预算，提供相应的教学设施和工作条件，同时学员支付培训期间的福利待遇（一年级中专学历学员最低现金性收入不得低于 2000 元 / 月，培训基地可根据学员年级层别、学历层次等情况，在此标准上制定各类学员收入标准，并购买社会保险）。

由于护士规范化尚处于实施的初级阶段，目前还存在诸多的问题。首先，学员的学历层次从中专到本科不等，大多数医院对他们没有进行分层次培养，在培训时间、培养目标、轮转科室、考核要求上没有明显差异，容易造成培训资源的重复与浪费。其次，虽然对带教教师的资质从职称、学历、临床工作年限等方面提出了要求，但没有统一的师资准入制度对教师的综合能力进行考核，如循证护理实践能力、教学能力等重要能力进行评定，容易导致培训质量差异较大。再次，培训的评价缺乏统一、综合的量化考评体系，主要依靠理论和操作成绩，易导致片面性和主观性。最后，暂未形成针对学员较为完善的竞争淘汰和薪酬激励机制，不利于形成良性的竞争性学习氛围，促进提早进行职业生涯规划。

（五）院校联合培养模式

近年来，为缩短护理人才从抽象知识体系到具体实践应用的周期，提高护理人才的专业胜任能力，缓解护理人力资源紧张，部分医学院校与医院尝试开展院校联合培养模式。以院校订单人才培养为例，它是指院校在与用人单位充分协商的基础上，结合用人单位提出的人才培养规格与标准，充分利用学校和医院两种不同的教学环境和教育资源，双方共同参与人才培养全过程的管理，学生毕业后经用人单位和学校考核合格后，用人单位依照用人协议，择优选择毕业生到其单位就业并签订就业协议的人才培养模式。就护理专业订单人才培养体系而言，仍处于探索阶段。

根据学校的办学特色，在充分地调研论证之后，选择合适的用人单位确定"订单"合作意向。因三级以上的医院均具有一定规模、较强技术实力，医院对护理人员需求量大，完全具备能力与合作培养及安排就业。为保证培训的效果，一般采用小班制教学，"订单式"人才培养模式使学校与医院不再局限于共同管理临床见习及实习，形成了一种新型的合作关系，双方共同享有办学的权利和利益，共同承担办学的义务和后果。

包括以下几方面：①成立"订单式院校合作人才培养工作指导委员会"，此机构是由合作双方共同组成的管理机构，是人才培养的决策机构，共同参与研究"订单式"人才培养的教学和管理。②双方根据护理专业培养目标，共同制订教学文件、人才培养方案，包括课程的设置与教学内容的安排等，共同控制教学过程；双方共同商讨制定"订单"协议，包括三方法律责任的明确及利益的维护。③管理机构定期召开阶段总结会，就合作培养过程中存在的问题及时商讨解决。

培养对象一般选择三年制普通大专护理专业学生作为培养对象，应届高中毕业生，具有一定的学习及分析能力。采用公开报名、公开选拔的方式，选拔标准由学校与合作单位共同商讨设定，包括理论基础知识考核、面试及一定的职业适应能力测试等，并组织报考学生对合作单位进行参观，最后根据考核结果及学生意愿，由合作单位、学校、学生三方签订协议，确定"订单班"。学制安排上对护理专业学生采用三段式教学法，即第1学年为公共课和医学基础理论课；第2学年为专业教育课程；第3学年为实践培养。依据人才培养目标要求，在"体现素质教育，突出技能培养，覆盖职业考试"原则指导下，深入分析护理专业的主要职业岗位、各岗位的典型工作任务和所需的职业能力，制订完善的课程体系。其中，医院课程部分主要包括医院文化课、临床实践课。医院文化课涉及医院发展历史、理念、规划，护理的学科现状及规划、医院志愿者文化等，其目的让学生尽早接触临床，感受临床，拉近与医院间的距离。临床见习课主要是通过临床的实际病例，巩固和补充专业课程知识。第四学期依托合作单位，将订单班整体搬至医院，护理专业课程（如外科护理学、内科护理学等）均在医院内完成，实现"教室进医院，课堂进病房"，构建主动实践平台。教学任务由合作单位安排具有丰富临床经验及教学能力的教师来承担，采用导师制对其进行综合指导，每位导师负责培养数名学生，使导师能掌握每位学生的学习情况，提升培训的效果。

院校订单人才培养将培训的关口前移，实现与护士规范化培训的"无缝隙"对接。通过构建主动实践的平台，护生参加实践学习的气氛更浓、意识更强、内容更多，主动学习的积极性明显提高。相关研究证实，进入订单人才培养项目的学生能更快适应医院的教育培训模式，更好地适应复杂的临床工作，符合三甲医院规范化培训的要求，提高护士资格考试中一次通过率，增长毕业后三甲医院就业率。订单培训模式也对临床护理人员的教学能力和方法提出更高要求，有利于打造一支临床及教学能力突出的"双师型"师资队伍。总之，实施"订单式"人才培养模式，有利于实现"优势互补、资源共享、互惠互利"的共赢局面。

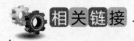

高仿真模拟教学

高仿真模拟教学（high-fidelity simulation，HFS）是在模拟的临床场景中，利用计算机控制，使模拟人表现出相应的生理和病理反应，使学生以护士的角色进行护理并实施临床实践教学的一种新型教学方法。在该教学方法下，学生可以在安全可控、可重复、无风险的环境中进行护理操作，随时纠正错误而不必担心给"患者"造成不良后果。目前，国外护理教育界已将高仿真模拟教学成功融入到各类护理课程中，以弥补学生临床实践经验的不足，国内护理高仿真模拟教学正处于起步阶段。高仿真模拟教学主要对学生的认知领域（知识）、动作技能领域（技能）和情感领域（态度）方面进行有效评价。在知识领域，学生能通过综合分析、应用和评价已有的护理知识从而获得较高水平的认知能力；同时通过模拟真实的临床案例，有利于提升学生的评判性思维能力、动手操作能力、沟通交流及团队合作能力。

课后思考

1. 信息学习的一般规律有哪些？

2. 谈谈影响自己学习的因素。

3. 无论你是一名在校护生还是临床一线工作的护士，请结合护理专业学习特点以及自己目前的学习情况，谈谈自己在学习上存在的问题，并制定一份切实可行的学习计划。

4. 护士的职业内涵包括哪些内容？

5. 一个新护士如何进行职业生涯规划？

附录

附录一　全国护理事业发展规划（2016–2020 年）

护理工作是卫生计生事业的重要组成部分，与人民群众的健康利益和生命安全密切相关。为进一步加快护理事业发展，满足人民群众健康需求，根据全国卫生与健康大会会议精神，以及深化医药卫生体制改革总体要求和《"健康中国 2030"规划纲要》《全国医疗卫生服务体系规划纲要（2015–2020 年）》，制定本规划。

一、规划背景

（一）"十二五"时期护理事业发展取得显著成效

在持续深化医药卫生体制改革和全面贯彻落实《中国护理事业发展规划纲要（2011–2015 年）》进程中，护士队伍建设和护理事业发展在"十二五"时期取得显著成效。护士队伍不断壮大，专业素质和服务能力逐步提高。截至 2015 年底，我国注册护士总数达到 324.1 万，与 2010 年相比，每千人口注册护士数从 1.52 人提高到 2.36 人。全国医护比从 1∶0.85 提高到 1∶1.07。医院医护比从 1∶1.16 提高到 1∶1.42。长期以来医护比例倒置问题得到根本性扭转。护士队伍的学历结构不断改善，大专及以上护士占比从 51.3% 提高到 62.5%，其中本科及以上护士占比为 14.6%。各省（区、市）及各级各类医疗机构开展了不同程度护士岗位培训和专科护士培养，护理专业技术水平不断提高。护理服务不断改善，更加贴近社会和群众需求。通过实施护理专业的国家临床重点专科建设项目，加强护理学科建设，护理专业水平不断提高。通过实施"以病人为中心"的优质护理服务，改革护理服务模式，护理服务面貌持续改善。截至 2015 年底，全国所有三级医院均开展了优质护理服务，有 1022 所三级甲等医院实现全院覆盖，占全国三级甲等医院总数的 87.0%；有 4858 所二级医院开展了优质护理服务，占全国二级医院总数的 82.6%。患者对护理的满意度不断提高。护理管理水平提升，护士积极性得到有效调动。各省（区、市）按照深化医改和护理改革发展的工作要求，以实施护理岗位管理为切入点，不断改革创新护理管理体制机制，在护士人力资源科学管理、护理质量持续改进、科学绩效考核和薪酬分配等方面，积极探索实践，取得积极效果，有效调动了护士队伍的积极性。护理服务领域不断拓展，群众多层次健康需求得到响应。护理服务领域逐步从医疗机构向社区和家庭拓展，服务内容从疾病临床治疗向慢病管理、老年护理、长期照护、康复促进、安宁疗护等方面延伸，努力满足人民群众日益多样化、多层次的健康需求。

（二）"十三五"时期护理事业发展面临机遇和挑战

全面建成小康社会的新任务对护理事业提出了新要求。没有全民健康就没有全面小康。"十三五"时期需要加大护理服务供给，推进优质护理服务资源合理配置，提高基层护理服务能力，为全面实现小康社会奠定健康基础。经济社会发展和老龄化进程加速对护理事业发展提出新课题。随着我国经济社会发展进入新常态，人口老龄化加剧、新型城镇化加速推进，供给侧结构性改革进一步释放了群众多层次、多样化的健康需求。加快发展护理事业，将护理服务内涵与群众健康需求密切对接起来，是推进经济结构转型、扩大社会就业、提高群众健康水平的新课题。推进健康中国建设和持续深化医药卫生体制改革对护理事业发展带来难得机遇。党的十八届五中全会以及全国卫生与健康大会明确提出要推进健康中国建设，树立大卫生、大健康的观念，把以治病为中心转变为以人民健康为中心，关注生命全周期、健康全过程。护理服务于人的生老病死全过程，在满足群众身体、心理、社会的整体需求方面发挥着重要作用。医药卫生体制的不断深化，为调动广大护士积极性，解决长期以来影响护理事业健康发展的体制和机制性问题提供了新机遇。信息化技术的快速发展为护理事业发展创造有利条件。"十三五"时期，云计算、大数据、移动互联网、物联网等信息技术快速发展，必将推动护理服务模式和管理模式发生深刻转变，为优化护理服务流程、提高护理服务效率、改善护理服务体验、实现科学护理管理创造有利条件。

与经济社会进步、卫生计生事业发展和人民群众健康需求相比，我国护理事业发展也面临一些挑战。一是护士队伍数量相对不足、分布不均，专业素质和服务能力有待提高。二是调动广大护士积极性的体制机制尚未健全完善。三是护理服务内涵需要不断丰富，护理服务领域需要进一步拓展。

二、"十三五"时期护理事业发展指导思想、基本原则

（一）指导思想

全面贯彻落实党的十八大和十八届三中、四中、五中、六中全会以及全国卫生与健康大会精神，按照推进卫生和健康事业改革发展以及《"健康中国 2030"规划纲要》总体要求，牢固树立和贯彻落实创新、协调、绿色、开放、共享的发展理念，以人民健康为中心，以全面深化改革为动力，以社会需求为导向，完善护理管理制度，加强护士队伍建设，提高护理服务质量，发展老年护理服务，促进护理事业与社会经济协调发展，不断满足人民群众的健康服务需求。

（二）基本原则

1. **整体规划，分级负责**　国家卫生计生委负责制定护理事业发展的总体规划、配套政策，进行业务指导和评估检查；各省（区、市）卫生计生行政部门根据本地区实际，

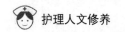

制定具体实施方案，并组织实施和评估。

2. **提升能力，服务大局**　增加注册护士总量，提高整体素质，优化队伍结构，提升服务能力。以持续改善护理服务为重点，全面推进护理事业发展和医药卫生体制改革。

3. **规范行为，保障安全**　完善并实施护理相关法律法规、工作制度、技术规范和服务指南，加强护士执业准入和执业管理，规范护理行为，提高护理质量，保障患者安全。

4. **创新管理，扩展服务**　建立并完善护理管理体系，通过改革创新，提高护理管理的科学化、规范化和精细化水平。以需求为导向，丰富护理专业内涵，大力发展老年护理、慢病管理、康复促进、安宁疗护等服务，满足人民群众多样化、多层次健康需求。

三、发展目标

到 2020 年，我国护理事业发展达到以下目标：

——护士队伍的数量、素质、能力基本能够适应卫生计生事业发展和人民群众健康需求。新入职护士和护理管理人员培训制度基本建立，有计划地培养一批专科护士，满足临床护理需求。

——优质护理服务进一步向纵深开展。优质护理服务覆盖面不断扩大，延伸至县级和基层医疗机构；责任制整体护理服务模式全面推行，护理专业内涵更加丰富，群众获得感显著提高。

——护理管理科学化水平明显提升。护士分层级管理制度初步建立，根据护士临床服务能力，结合职称等，对护士进行分层管理。护士执业管理制度和医院护理岗位管理制度健全完善，对护士人力配置、绩效考核、岗位培训和执业规则等进行科学管理，护士积极性得到进一步调动。

——老年护理服务体系逐步健全。老年护理服务队伍和机构建设得到大力加强，老年护理服务行为更加规范。社区和居家护理服务不断发展，进一步促进医养结合、安宁疗护以及护理服务业发展，不断满足老年人健康服务需求。

四、主要任务

（一）加强护士队伍建设

1. **落实相关法律法规，维护护士合法权益**　采取有力措施督促医疗机构落实《护士条例》等，在保证人力配置、提升薪酬待遇、防控和减少护理职业健康危险因素等方面加大落实力度，切实维护和保障护士合法权益和身心健康，稳定和发展好护士队伍。大力宣传在护理工作中作出突出贡献的护士，依法严惩伤害护士的违法犯罪行为，保护护士人身安全。

2. **增加注册护士总量，满足临床工作需求**　根据深化医药卫生体制改革和卫生计生事业发展的迫切需求，采取有效措施持续增加注册护士数量，特别是基层医疗机构的护士数量。根据功能定位、服务半径、床位规模、临床工作量等科学合理配置护士人力，满足临床工作需求。

3. 建立护士培训机制，提升专业素质能力 建立"以需求为导向，以岗位胜任力为核心"的护士培训制度。国家卫生计生委制订培训大纲和培训要求，并指导各地开展培训工作。省级卫生计生行政部门负责本辖区内护士培训工作。重点加强新入职护士、专科护士、护理管理人员、社区护士、助产士等的培训，切实提高护理专业素质和服务能力。

4. 建立护士分层级管理制度，明确护士职业发展路径 建立符合护理工作特点的护士分层级管理制度。以护士临床护理服务能力和专业技术水平为主要指标，结合工作年限、职称和学历等，对护士进行合理分层。将护士分层管理与护士的薪酬分配、晋升晋级等有机结合，明确护士职业发展路径，拓宽护士职业发展空间。

5. 发展专科护士队伍，提高专科护理水平 选择部分临床急需、相对成熟的专科护理领域，逐步发展专科护士队伍。建立专科护士管理制度，明确专科护士准入条件、培训要求、工作职责及服务范畴等。加大专科护士培训力度，不断提高专科护理水平。

（二）提高护理服务质量

1. 完善护理工作制度、服务指南和技术规范 根据医学科学技术发展和临床诊疗工作需求，完善护理工作规章制度，临床护理服务指南和护理操作技术规范。省级卫生计生行政部门和各级各类医疗卫生机构结合实际，细化有关内容并具体落实，提高护理服务的专业性、规范性。

2. 继续深入推进优质护理 进一步扩大优质护理服务覆盖面，逐步实现二级以上医疗机构优质护理服务全院覆盖，提高开展优质护理的县级医院和基层医疗机构比例。继续推动各级各类医疗机构深化"以病人为中心"的服务理念，大力推进优质护理服务，落实责任制整体护理。护士运用专业知识和技能为群众提供医学照顾、病情观察、健康指导、慢病管理、康复促进、心理护理等服务，体现人文关怀。

3. 持续改进护理服务质量 建立完善护理质量控制和持续改进机制，运用科学方法不断改进临床护理实践；明确护理质量控制关键指标，利用信息化手段，建立定期监测、反馈制度，不断提高护理质量，保障患者安全。

4. 提高基层护理服务水平 通过对口支援、远程培训、在岗培训等方式，加强基层护士的培养，提高其护理服务能力，特别是健康管理、老年护理、康复促进、安宁疗护等服务能力。二级以上医疗机构要建立帮扶机制，带动基层医疗机构提高护理服务能力。要逐步完善激励机制，在绩效分配、职称晋升、教育培训等方面，向基层护士倾斜，调动基层护士队伍积极性。

（三）加强护理科学管理

1. 完善护士执业管理制度　应对患者和群众健康需求，结合医学和护理专业发展，根据护士执业能力，修订护士执业注册和医疗管理制度。完善护士执业地点、执业范围和执业规则有关规定，密切医疗、护理、康复协作，促进护理在维护人民群众健康中发挥更大作用。

2. 逐步实施医院护理岗位管理　完善并推进医院护理岗位管理制度，实现护士同岗同薪同待遇，激发广大护士活力。要建立人事、财务、医务、护理、后勤等多部门联动机制，科学设置护理岗位，建立护士岗位责任制，明确岗位职责和工作标准，合理配置护士人力。在提高护士薪酬待遇的基础上，建立科学的护士绩效考核和薪酬分配制度，体现多劳多得、优劳优酬。

3. 加强护理信息化建设　借助大数据、云计算、物联网和移动通讯等信息技术的快速发展，大力推进护理信息化建设，积极探索创新优化护理流程和护理服务形式，强化移动医疗设备等护理应用信息体系，提高护理服务效率和质量，减轻护士工作负荷。同时，为实现护理质量持续改进、护理管理更加科学化、精细化等提供技术支撑。逐步实现护理资源共享、服务领域拓展，地区间护理工作水平共同提高。

（四）拓展护理服务领域

1. 大力推进老年护理　积极应对人口老龄化，逐步建立以机构为支撑、社区为依托、居家为基础的老年护理服务体系。公立医院资源丰富的地区可积极稳妥地将部分一级或二级公立医院转型为老年护理服务机构，鼓励社会力量举办老年护理服务机构，为老年患者等人群提供健康管理、康复促进、长期护理等服务。健全完善老年护理相关服务指南和规范。加强老年护理服务队伍建设，开展老年护理从业人员培训，不断提高服务能力。要发展医养结合，为老年人提供治疗期住院、康复期护理、稳定期生活照料、安宁疗护一体化的健康养老服务。

2. 加快社区护理发展　加强社区护士队伍建设，增加社区护士人力配备，通过"请进来、送出去"等方式加强社区护士培训，使其在加快建设分级诊疗制度和推进家庭医生签约服务制度中，充分发挥作用。鼓励大型医院通过建立护理联合团队等，发挥优质护理资源的辐射效应，帮扶和带动基层医疗卫生机构提高护理服务能力，特别是健康管理、康复促进、老年护理等方面的服务能力。鼓励基层医疗卫生机构发展家庭病床和居家护理，为长期卧床患者、晚期姑息治疗患者、老年患者等人群提供护理服务。

3. 开展延续性护理服务　鼓励医疗机构充分发挥专业技术和人才优势，为出院患者提供形式多样的延续性护理服务，将护理服务延伸至社区、家庭，逐步完善服务内容和方式，保障护理服务的连续性；与基层医疗机构和老年护理服务机构等建立合作联系，完善双向转诊机制，建立预约就诊、紧急救治的"绿色通道"，提高医疗效率，满足群众健康需求。

4. **加快护理员队伍建设** 探索建立护理员管理制度，明确护理员资质、职责、服务规范及管理规则等，保障护理质量和安全。制定护理员培训大纲，大力加强护理员培训，规范服务行为，提高人员从业能力。鼓励有条件的医学院校、行业学会开展护理员的培养，切实增加护理员数量，扩大社会就业，满足群众和社会需求。

（五）加强护教协同工作，提高护理人才培养质量

以需求为导向，探索建立护理人才培养与行业需求紧密衔接的供需平衡机制，引导地方和学校根据区域健康服务业发展需求，合理规范确定护理人才培养规模和结构。研究制订护教协同推进护理人才培养的政策措施。以岗位胜任力为核心，逐步建立院校教育、毕业后教育和继续教育相互衔接的护理人才培养体系，全面提高护理人才培养质量。加强护理专业人文教育和职业素质教育，强化临床实践教学环节，注重职业道德、创新精神和护理实践能力培养。加强师资队伍和临床实践教学基地能力建设。

（六）推动中医护理发展

大力开展中医护理人才培养，促进中医护理技术创新和学科建设，推动中医护理发展。国家中医药管理局组织制定并实施中医护理常规、技术规范和人才培养大纲等。中医医疗机构和综合医院、专科医院的中医科要积极开展辨证施护和中医特色专科护理，创新中医护理模式，提升中医护理水平。充分发挥中医护理在疾病治疗、慢病管理、养生保健、康复促进、健康养老等方面作用。

（七）加强与国际及港澳台地区的交流与合作

全方位、多层次、多渠道开展护理领域与国际及港澳台地区间的合作交流，学习和借鉴先进护理理念、实践经验、教育和管理，按照国际交流部署和推进与"一带一路"沿线国家卫生与健康合作要求，加强在护理人才培养、业务技术、管理等方面的交流与合作，实现经验共享、互利共赢。

附录二　×××医院三级医疗质量与安全管理指标体系

XXX医院三级医疗质量与安全管理指标体系：

（1）临床医师对护理服务满意率≥95%

（2）临床医师对麻醉一科服务满意率≥85%

（3）临床医师对麻醉二科服务满意率≥85%

（4）临床医师对输血科服务满意率≥85%

（5）临床医师对影像科服务满意率≥85%

（6）临床医师对药学部服务满意率≥80%

（7）临床医师对检验科服务满意率≥85%

（8）营养食堂病人就餐满意率≥70%

（9）职工餐厅病人就餐满意率≥70%

（10）医院感染发生率≤3%

（11）清洁手术切口感染率≤1.5%

（12）清洁手术切口甲级愈合率≥97%

（13）住院病人抗菌药物使用率≤50%

（14）甲级病案率≥98%

（15）临床主要诊断、病理诊断符合率≥98%

（16）门诊与出院诊断符合率≥95%

（17）入出院诊断符合率≥98%

（18）手术前后诊断符合率≥98%

（19）MRN 检查阳性率≥80%

（20）CT 检查阳性率≥80%

（21）大额医疗费用病人病情分析率100%

（22）大型 X 光机检查阳性率≥65%

（23）抗菌药物使用强度力争控制在≤40DDD

（24）临床影像检查结果诊断符合率≥98%

（25）麻醉死亡率≤0.02%

（26）门诊病人抗菌药物处方比例≤20%

（27）平均住院日≤9.5天

（28）清洁切口手术预防用抗菌药物比例≤30%

（29）三,四级手术率≥40%

（30）手术安全核查率100%

（31）术中冰冻病理自送检到出具结果时间≤30分钟

（32）择期手术病人术前平均住院日≤30天

（33）治愈好转率≥90%

（34）住院超30天病人病情分析率100%

（35）住院病人危重比≥20%

（36）抗菌药物治疗住院病人微生物检验样本送检率≥30%

（37）住院危重病人抢救成功率≥80%

（38）法定传染病报告率 100%

（39）门诊病历书写合格率 ≥ 90%

（40）门诊处方书写合格率 ≥ 95%

（41）门诊病人满意度 ≥ 90%

（42）门诊三次确诊率 ≥ 90%

（43）急诊危重病人抢救成功率 ≥ 95%

（44）分级护理合格率 ≥ 92%

（45）基础护理合格率 ≥ 92%

（46）危重病人护理合格率 ≥ 92%

（47）急救设备完好率 100%

（48）消毒灭菌合格率

（49）病情评估率 100%

（50）护理文书合格率 ≥ 95%

（51）出院病人满意度 – 医疗 ≥ 95%

（52）出院病人满意度 – 护理 ≥ 95%

（53）病危病人访视率 – 医疗 100%

（54）病危病人视率 – 护理 100%

（55）核心制度落实率 – 医疗 100%

（56）核心制度落实率 – 护理 100%

（57）"三基三严"考核合格率 – 医疗 ≥ 95%

（58）"三基三严"考核合格率 – 护理 ≥ 90%

（59）药品收入占医疗收入比例 ≤ 45%

（60）出院病人随访率 – 护理 ≥ 80%

（61）出院病人随访率 – 医疗 ≥ 80%

（62）院感现患调查实查率（年度指标）≥ 96%

（63）医院感染现患率（年度指标）≤ 10%

附录三　实训指导

实训一　护士职业礼仪实训

【对应章节】

第二章　加强自我人文修养

【实训时数】

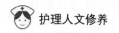

2学时。

【实训目标】

1. 学会护士标准职业仪态礼仪。

2. 具有小组团队合作能力。

【实训设计】

一、实训前准备

实训地点：礼仪形体训练教室

实训用物：病历夹、凳子、治疗盘、治疗车等实训用品。

学生准备：标准护士着装。

二、方法与过程

学生分组进行护理人员仪态礼仪（含站姿、行姿、蹲姿、坐姿、指引手势、行礼姿势、持病历夹、端治疗盘、推治疗车、搬放床旁椅等）基本训练，同学间相互指导相互监督学习。

三、结果分析评价

评价小组合作与互助性，学生练习动作标准性。

实训二　护理质量文化见习

【对应章节】

第三章　优化护理质量文化

【实训时数】

2学时。

【实训目标】

1. 掌握护理核心制度的应用。

2. 熟悉护理质量制度的内容。

3. 了解医院对护理质量的监控及管理方法。

【实训设计】

一、实训前准备

实训地点：医院临床住院科室。

学生准备：标准护士着装。

二、方法与过程

学生分组在临床护理带教老师带领下进入医院见习，学习护理质量制度的内容，感受医院对护理质量的重视，体验护理核心制度的应用，了解医院对护理质量的监控及管理方法。

三、结果分析评价

评价学生见习过程中学习的积极性和主动性，见习后对护理质量制度的掌握情况。

实训三　护理伦理道德案例分析

【对应章节】

第四章　提升护理伦理道德文化

【实训时数】

2学时。

【实训目标】

1. 掌握护理实践中伦理道德要求。
2. 学会常见护理实践中伦理道德矛盾和冲突的解决方法。

【实训设计】

一、实训前准备

实训地点：多媒体教室。

二、方法与过程

1. 教师将具有代表性的多个案例进行展示。
2. 学生小组讨论分析案例，教师巡回指导。
3. 学生小组代表讲述讨论结果。
4. 教师总结。

三、结果分析评价

评价学生案例分析过程学习中的积极性和主动性，学习后对护理实践中伦理道德的掌握情况。

实训四　护理人文关怀情景模拟

【对应章节】

第五章　做好护理人文关怀

【实训时数】

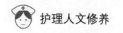

2学时。

【实训目标】

1. 学会护理实践中人文关怀的应用。

2. 具备人文关怀理念。

【实训设计】

一、实训前准备

实训地点：护理模拟病房实训室。

实训用物：根据模拟情景准备所需用物。

学生准备：课前根据要求设计好剧本并进行小组演练，根据所扮演的角色合理准备着装。

二、方法与过程

1. 小组合作，分组进行情景模拟角色扮演。要求体现：护理工作过程中护士对服务对象进行的各项人性化服务。

2. 小组讨论，对每组的情景表演进行分析、点评。

3. 教师总结。

三、结果分析评价

评价学生情境模拟过程中学习的积极性和主动性，模拟学习后对护理实践中人文关怀的理解和应用情况。

实训五　职业人生规划分享

【对应章节】

第七章　重视职业人生规划

【实训时数】

2学时。

【实训目标】

1. 具有职业生涯规划意识。

2. 学会根据现有条件，利用学校、医院等各种教育资源对自己的职业生涯进行合理规划。

【实训设计】

一、实训前准备

实训地点：教室。

学生准备：课前根据要求收集学校、医院等相关的教育资源资料，思考自己的职业人生规划。

二、方法与过程

1. 学生逐一自愿向大家分享自己的职业人生规划，并分析实现途径。

2. 小组讨论，分享本次课心得体会。

3. 教师总结。

三、结果分析评价

评价学生分享过程中的积极性和主动性，分享对自己职业生涯规划的意识和是否合理规划情况。

参考文献

［1］张翠娣.护理人文修养与沟通技术 [M].2 版.北京：人民卫生出版社，2016.

［2］史瑞芬.护士人文修养 [M].2 版.北京：高等教育出版社，2014.

［3］张大庆.医学人文学导论 [M].北京：科学出版社，2013.

［4］凌云霞，赵升阳.护理文化建设 [M].北京：军事医学科学出版社，2012.

［5］史宝欣.多元文化与护理 [M].北京：高等教育出版社，2010.

［6］陈健尔.护理人文学 [M].杭州：浙江大学出版社，2008.

［7］全国护理事业发展规划（2016-2020 年）[J].中国护理管理，2017，1（17）:1-5

［8］高燕.护理礼仪与人际沟通 [M].2 版.北京：高等教育出版社，2012.

［9］吴学华.护理礼仪与人际沟通 [M].北京：人民卫生出版社，2017.

［10］代红英.护理礼仪 [M].北京：中国医药科技出版社，2013.

［11］周思敏.你的利益价值百万 [M].北京：中国纺织出版社，2012.

［12］吴增基，吴鹏森，苏振芳.现代社会学 [M].2 版.上海：上海人民出版社，
2001.

［13］关振华.社会学基础 [M].2 版.北京：人民卫生出版社，2004.

［14］曹威麟.组织行为学 [M] 合肥：中国科学技术出版社，2007.

［15］王斌.人际沟通 [M].2 版.北京：人民卫生出版社，2011.

［16］麻友平.人际沟通艺术 [M] 北京：人民邮电出版社，2012.

［17］曾仕强.圆通的人际关系 [M] 北京：北京大学出版社，2013.

［18］朱丹.护理社会学 [M].4 版.北京：高等教育出版社，2014.

［19］符红川，张虹.沟通艺术与技巧 [M] 沈阳：辽宁教育出版社，2014.

［20］胡爱明.护士人文修养 [M].2 版.北京：人民卫生出版社，2014.

［21］杜慧群，刘奇，张新庆.护理伦理学 [M].3 版.北京：中国协和医科大学出版社，
2009.

［22］曹志平.护理伦理学 [M].2 版.北京：人民卫生出版社，2011.

［23］何忠勇.护理伦理学 [M].北京：人民卫生出版社，2015.

［24］国家卫生和计划生育委员会.《医疗质量管理办法》（中华人民共和国国家
卫生和计划生育委员会令第 10 号）［M］，2016.

［25］许玉华.医院医疗质量标准华管理手册［M］.北京：人民卫生出版社，
2017.

［26］李惠玲.护理人文关怀 [M].2 版.北京：北京大学医学出版社，2016.

［27］赵丽萍，李乐之.护士人文关怀手记 [M].北京：人民卫生出版社，2015.

［28］李秋萍.护患沟通技巧 [M].2 版.北京：人民军医出版社，2014.

［29］刘惠军，强万敏.护理中的人文关怀 [M].北京：北京大学医学出版社，2017.

［30］翁菊梅.大学生信息素养［M］.广州：华南理工大学出版社，2011.6.

［31］刘智运，刘永红.大学生学习素养［M］.北京：清华大学出版社，2014.

［32］黄红玉，易霞.护理学导论［M］.湖南：中南大学出版社，2011.

［33］黄俊毅.生涯规划：探索与管理［M］.厦门：厦门大学出版社，2016.

［34］熊平.职业生涯规划［M］.北京：清华大学出版社，2014.

［35］钟清玲.护理职业生涯规划和职业素养［M］.北京：人民卫生出版社，2012.

［36］贾启艾.护士职业生涯：护士职业生涯必读：案例版［M］.南京：东南大学出版社，2014.

［37］李岩.美国医疗质量管理之父多那比第安（Avedis Donabedian）[J].中国医院，2003，7（5）：30.

［38］Franklin A. Nursing leadership's responsibility forpatient，qualitysafety，and satisfaction[J].Currentreview and analysis.Nurseleader，2009（6）：34-43.

［39］Gallagher RM. Claiming the future of nursing throughnursing2sensitive quality indicators[J]. NursAdm Q，2003，27（4）：273-283.

［40］叶文琴，李丽.护理质量评价及评价指标体系 [J].上海护理.2012，12（3）：91-95.

［41］陈玉枝.护理质量指标的设计与应用 [J].中国护理管理.2014，14（12）：1241-1243.

［42］叶文琴，李丽.护理质量评价及评价指标体系 [J].继续教育园地，2012，03.

［43］王杏杰，杨士娟.病房护理质量评价的意义 [J].浙江临床医学，2010，03.

［44］舒翠娥.护理人文关怀［J］医学信息，2010，5（8）：2213-2213.

［45］王远鹏.闫震宇.人文关怀在护患关系中的作用及其运用［J］山东农业工程学院学报，2016，33（12）：100-101.

［46］任姿颖.人性化护理管理在临床护理工作中的应用与效果[J].中国医药导报，2015，12（7）：157-160.

［47］王斌全.从五种护理期刊载文分析护理人员开展护理科研状况 [J].中华医学科研管理杂志，2001，14（4）：238.

［48］雷琼，张进军，张小飘.论护士信息素养的培养 [J].护理学杂志，2004，5（19）：9.

［49］白玫，沈宁.试述护理人才的内涵 [J].中华护理教育，2003，02：15.

［50］刘淑霞，刘方，赵翠枝.加强学习型护理人才的培养，树立终身学习理念[J].卫生职业教育，2011，02.